GANZHEITLICH HEILEN

Buch

Zahlreiche naturkundliche Mittel sind dazu geeignet, den Geist anzuregen, ihn zur Speicherung selbst großer Wissensmengen zu befähigen und ihn vor Beeinträchtigungen durch Lampenfieber oder Angst zu bewahren. Der Autor erläutert, wie man bei Prüfungen, Verhandlungen und Vorstellungsgesprächen sein Gedächtnis aktiviert, die Beredsamkeit steigert und Charisma entwickelt. Er stellt die vier Temperamente sowie die ihnen zugeordneten Geistesqualitäten vor und ermöglicht es dem Leser, seine eigenen Stärken und Schwächen richtig einzuschätzen, um die für ihn hilfreichen Mittel auszuwählen. Vorgestellt werden Heilkräuter und homöopathische Mittel. Darüber hinaus enthält das Buch wertvolle praktische Hilfen, wenn der Geist in entscheidenden Lebenssituationen plötzlich lahmt.

Autor

Max Amann studierte Zoologie, Botanik, Anthropologie und Chemie und promovierte in Physikalischer Chemie. Er arbeitete als wissenschaftlicher Mitarbeiter in der biologischen Forschung und der Pharmazie und ist seit 1977 als Heilpraktiker tätig. 1993 gründete er die Arbeitsgemeinschaft NATURA NATURANS, in deren Rahmen er naturheilkundliche Aus- und Weiterbildungen, Seminare und Exkursionen veranstaltet.

MAX AMANN

DEM GEIST AUF DIE SPRÜNGE HELFEN

Unser kreatives Potential
angstfrei entfalten mit Naturheilkunde
und Homöopathie

Ganzheitlich Heilen
GOLDMANN

Die in diesem Buch empfohlenen Arzneimittel gelten als harmlos und sind deshalb rezeptfrei. Sie sind bereits an Hunderten von Klienten mit recht gutem Erfolg ausprobiert worden. Wie ausnahmslos alle Stoffe können sie dennoch in Einzelfällen Allergien verursachen. Sie sollten das Buch mit Skepsis durchsehen und danach die Rezepte ausprobieren, die Sie interessieren.

Die aufgeführten Rezepturen sind nur als Beispiele anzusehen, desgleichen Anwendungsform und Dosierung. In Zweifelsfällen sollten Sie sich mit einem Arzt für Naturheilverfahren oder einem Heilpraktiker beraten.

Die Warnhinweise im Text verdienen unbedingt Beachtung!

Die hier vorgestellten Informationen sind nach bestem Wissen und Gewissen geprüft, dennoch übernehmen Autor und Verlag keine Wirkungsgarantie und keinerlei Haftung für Schäden irgendeiner Art, die sich direkt oder indirekt aus dem Gebrauch der hier vorgestellten Anwendungen ergeben.

Es ist nicht auszuschließen, dass einzelne der in den Rezepten erwähnten Substanzen zeitweise nicht lieferbar sind.

Umwelthinweis:
Alle bedruckten Materialien dieses Taschenbuches
sind chlorfrei und umweltschonend.
Das Papier enthält Recycling-Anteile.

Originalausgabe November 2000

Umschlaggestaltung: Design Team München
Umschlagfoto: Agentur Holl, Stephanie Polzer
Lektorat: Ralf Lay
Satz: Barbara Rabus, Sonthofen
Druck: Elsnerdruck, Berlin
Verlagsnummer: 14182
WL · Herstellung: Stefan Hansen
Made in Germany
ISBN 3-442-14182-6
www.goldmann-verlag.de

1. Auflage

Dieses Buch ist den Hunderttausenden gewidmet, die alljährlich realitätsferne und sinnlose Prüfungen durchstehen müssen.

Inhalt

Danksagung

Der Autor ist der Typ des schöpferischen Chaoten (siehe Rezept Nr. 8, Seite 43). Für das Zustandekommen des Buches waren deshalb nicht nur allerlei Kräutlein notwendig, sondern auch Hilfe beim Ordnen des Stoffs und viel Arbeit am Computer. Dabei konnte ich mich auf eine Person stützen, die meine Schwächen nicht teilt. Es ist meine Kollegin, die Heilpraktikerin Frau Friederike Allgeier. Ihr möchte ich hier für die viele Mühe, den großen Zeitaufwand zu meinen Gunsten und die wertvollen Ratschläge zu den Rezepten danken.

Vorwort

Warum dieses Buch?

In alter Zeit waren robuste Gesundheit, körperliche Stärke, Ausdauer, Gewandtheit im Umgang mit Waffen, die Fähigkeit, tagein, tagaus monotone Arbeiten zu verrichten, ein Witterungsvermögen für Gefahren aus der Natur, die optimale Nutzung einfachster Hilfsmittel und dergleichen zum Überleben notwendig.

Heute benötigen wir hingegen ganz andere Tugenden und Kenntnisse. Gleich geblieben ist der hohe Wert von Fleiß, Ausdauer, Geduld und einem »Riecher« für Gefahren. Aber die sonstigen im Zeitalter Conans des Barbaren geschätzten Eigenschaften haben bestenfalls noch Freizeitwert.

In einer technisch fortgeschrittenen Industriegesellschaft haben die Mitglieder in beruflicher Hinsicht die Wahl zwischen subalternen Jobs, dem Los des Berufsarbeitslosen oder interessanten, anspruchsvollen Tätigkeiten. Und für die Letzteren braucht man nicht Conans Breitschwert, sondern das Florett des Geistes. Die folgenden Ausführungen sollen Ihnen eine Hilfe sein, dieses zu schärfen und effektiv einzusetzen.

Das Buch erhebt nicht den Anspruch, als wissenschaftlicher Beitrag in den Fachbereichen Philosophie, Psychologie, Neurologie oder dergleichen gewertet zu werden, sondern es ist ein Hilfsmittel für diejenigen, die »mit dem Hirn anschieben« müssen, wie man im Bayrischen sagt. Besonders gedacht ist hier an

Berufstätige, deren Job eine intensive Geistesarbeit erfordert, an Prüfungskandidaten, an Lernende und Menschen, die vor Prüfungen stehen, sowie an Lehrer und Schüler.

Es ist ein Ratgeber für »Nichtfachleute«, damit sie eine schnelle Hilfe bei akuten Problemen haben. Ich hoffe aber, dass das Lesen des Buches auch Therapeuten Spaß macht und für ihren Beruf von Nutzen ist.

Wie ich auf dieses Thema kam

Vor etwa zwanzig Jahren konsultierte mich ein mittelständischer Unternehmer mit folgendem Anliegen: Er sagte, er habe eine Firma mit einer kleineren Zahl Angestellter. Er müsse um acht Uhr persönlich in seinem Unternehmen sein, was für ihn aber eine Qual sei, handele es sich bei ihm doch um einen Morgenmuffel reinsten Wassers. Dazu müsse er obendrein geistig voll da sein, was ihm schier unmöglich schien; dies bedrohe seine wirtschaftliche Existenz. Er bat um Hilfe, damit es ihm gelänge, »seinen Geist rechtzeitig einzuschalten«.

Ich war wenig erfreut über dieses Problem, erinnerte mich aber an das Präparat Equisetum-limosum-Rubellit der Firma Weleda und verschrieb Rubellit D10. Mein Patient schickte mir zwei Monate später einen Geschäftsfreund mit demselben Problem; mein Rezept hatte offensichtlich Erfolg gehabt (Rezept Nr. 13). Mit diesem Mittel habe ich etwa tausend Klienten nachhaltig helfen können (es schaltet das Gehirn nicht nur bei Morgenmuffeln ein …).

Zehn Jahre später war ich als Dozent an einer Heilpraktikerschule tätig. Zu ebendieser Zeit wollte ein neuer Amtsarzt in der

Prüfung nicht nur alles über Anatomie und Erkrankungen des Knies wissen, sondern auch über sämtliche Techniken bei chirurgischen Maßnahmen an diesem Gelenk. Auf letztere Fragen waren unsere Kandidaten natürlich nicht vorbereitet, und sie fielen ausnahmslos durch. Daraufhin begann ich mit kostenlosem Unterricht darüber, wie man kurzfristig sinnloses Wissen aus einigen Zentnern bedruckten Papiers ins Gehirn schaufelt, wobei alles nach der Prüfung gleich wieder vergessen werden darf. Dies brachte mir nicht nur Heilpraktikeranwärter als Klienten, sondern auch Studierende der Medizin, Jurisprudenz, Betriebswirtschaft usw.

Das wichtigste Mittel in der Altersheilkunde (Geriatrie) ist bekanntlich Ginseng. Die wohl unterrichteten Therapeuten Südostasiens verwenden als Ergänzung zur Ginsengtherapie eine weitere Pflanze, das Tigerkraut (Centella asiatica oder auch Hydrocotyle asiatica). Diese beiden Pflanzen soll man nicht gleichzeitig einnehmen; im Osten verwendet man sie deshalb abwechselnd jeden zweiten Tag. Ich wollte mir selbst ein Rezept machen, das man täglich nehmen kann, und ersetzte den Ginseng durch den botanisch nahe verwandten einheimischen Efeu (Rezept Nr. 11).

Dieses geriatrische Rezept hatte bei mir einen überraschenden Nebeneffekt: Innerhalb einiger Tage spürte ich eine erstaunliche Anregung des Geistes; ich konnte nun wissenschaftliche Texte verstehen, die mir früher unverständlich waren; in mir schon bekannten Büchern entdeckte ich Inhalte, die ich vorher nicht bemerkt hatte; mein Verständnis für Kunst hat sich wesentlich vertieft, und mein Unterricht, glaube ich, verbesserte sich. Ich habe also eine wirklich lohnende zufällige Entdeckung gemacht. Da nichts wirklich neu ist, fand ich bei meinem anschließenden Studium des Ayurveda weitere Tipps aus dieser traditionellen Therapie zum Anregen des Geistes (Rezept Nr. 12).

Allgemeines

Das Gehirn ist ein »kaltes« Organ, zugleich hat es einen hohen Energieumsatz. Es ist unter den Organen einer der Hauptverbraucher von Glukose und Sauerstoff.

Wenn wir vom »Geist« sprechen, ist nicht an den Weltgeist, den Weingeist oder den Spuk im Schloss gedacht, sondern an das Denkvermögen des Menschen und dessen Anwendung zum Erkennen, zur Festlegung vernünftigen Handelns und zur Verbesserung zwischenmenschlicher Beziehungen.

Medizinisch gesehen ist Denken eine Funktion des Gehirns, genauer gesagt der grauen Rinde des Neuhirns, nämlich von Stirn-, Schläfen-, Scheitel- und Hinterhauptlappen beider Hirnhälften. Es bestehen viele Verbindungen zwischen den einzelnen Lappen und zwischen den Gehirnhälften sowie zu einem tiefer gelegenen Gehirnteil, dem Thalamus.

Die Verbindungsbahnen, die Assoziations»fasern«, sind wesentlich für die Funktion des Gehirns. Sie sind zu Assoziationsbahnen gebündelt.

Üben scheint die Funktionen der Assoziationsbahnen zu optimieren – das Gehirn ist ein Organ, das durch regelmäßiges Benutzen immer effizienter wird. Es beeinflusst auch die Funktion der übrigen Organe, was wohl einer der Gründe für die sehr hohe Lebenserwartung von Mathematikern und Philosophen ist. Auch Schäden an der Gehirnsubstanz durch Traumata oder Krankheiten, zum Beispiel multiple Sklerose, lassen sich durch geduldiges Üben zum Teil, oft auch weitgehend kompensieren.

Die Erforschung der durch Krieg und Unfälle verursachten organischen Hirnschäden und der hierdurch eingetretenen Ausfallerscheinungen hat zu großen Fortschritten beim Verständnis der Hirnfunktionen geführt, desgleichen die modernen bildgebenden Verfahren, mit deren Hilfe man das Denken direkt beobachten zu können scheint. Trotzdem steht die Forschung noch am Beginn der Erschließung eines weiten Gebiets.

Normalerweise ist das Gehirn Tag und Nacht mit derselben Intensität tätig, es verbraucht immer die gleiche Menge Glukose und Sauerstoff. Unser Traumleben ist in dieser Hinsicht also genauso intensiv wie unser bewusstes Denken am Tage. Bei intensivem Gebrauch steigt sein Glukose- und Sauerstoffverbrauch allerdings erheblich an. Die durch intensive Denktätigkeit eröffneten Assoziationsbahnen bleiben erhalten, ein durch fleißigen Gebrauch dieses Organs erzielter Fortschritt seiner Arbeitsfähigkeit ist also irreversibel. Nur die Zerstörung des Gehirns oder wesentlicher seiner Teile hebt die verbesserte Funktion wieder auf.

Die Gehirnhälften und ihre Funktionen

Rechts- und Linkshänder

Die überwiegende Zahl der Gehirnforscher ist der Meinung, dass beim Rechtshänder die linke Gehirnhälfte mehr Geistfunktionen hat, die rechte mehr Seelenfunktion.

Hinter der Stirn, im Stirnlappen des Gehirns, ist der Sitz der »kalten« Logik und der Verstandesleistungen im engeren Sinne. In den zwei Lappen hinter den Schläfen sind die Gefühlsregungen »lokalisiert«.

Die Zentren für Verstand und Gefühl sind im Gehirn an mehreren Stellen miteinander verbunden: zwischen Stirnlappen und dem linken Seitenlappen, zwischen Stirnlappen und dem rechten Seitenlappen und durch Verbindungen zwischen linker und rechter Gehirnhemisphäre.

Nach neueren Forschungsergebnissen wird allerdings auch von vielen Fachleuten vermutet, dass bestimmte Funktionen wie etwa die Sprache immer auf der linken Gehirnseite »platziert« sind, auch bei den Linkshändern, die ansonsten spiegelbildliche Funktionen des Gehirns aufweisen.

Grundlegende Beobachtungen über die verschiedene Funktion der Gehirnhälften häuften sich seit Beginn des Ersten Weltkriegs infolge der Zunahme von Hirnverletzungen. Schwere Schäden der linken Gehirnhälfte führten bei Mathematikern (und bei allen Ausübenden von logikorientierten Beschäftigungen) zur Berufsunfähigkeit. Schwere Schäden der rechten Gehirnhälfte hatten bei Schriftstellern, Künstlern und besonders Komponisten den Verlust ihrer schöpferischen Gabe zur Folge.

Nach derzeitiger weit verbreiteter Auffassung lassen sich diese Defekte nicht mehr kompensieren (doch vielleicht könnte in diesen Fällen mit dem Rezept Nr. 1 etwas geholfen werden ...).

Seit langem ist bekannt, dass der Mensch ein fotografisches Gedächtnis hat. Alles, was er im Lauf seines Lebens wahrnimmt, ist im Gehirn gespeichert. Alles Erlebte ist vorhanden, oft aber schon einige Jahre nach dem Lernen nicht mehr bewusst zugänglich, es wurde »vergessen«. Mit der Einnahme bestimmter Stoffe – die in diesem Buch genannt werden – können wir die verschlossenen Speicher wieder öffnen, wobei uns das aber nicht immer perfekt gelingt. Bei pathologischer Vergesslichkeit müssen allerdings weitere Mittel eingesetzt werden. Vergesslichkeit durch schlechte Gehirndurchblutung oder schwere neurologische Erkrankungen sind nicht Thema dieses Buches.

Mit der Eröffnung neuer Assoziationsbahnen, besonders auch neuer Verbindungen zwischen den Gehirnhälften, tritt in der Regel ein spürbarer Anstieg der Intelligenz ein. Dennoch wäre es natürlich illusorisch, würde man erwarten, dass allein durch die Anwendung der hier beschriebenen Rezepte aus einem geistig eher unterbelichteten Wesen nun plötzlich ein Genie werden könnte.

In unseren Breitengraden gilt die Mehrheit der Menschen als Rechtshänder von Geburt an. Der Anteil der geborenen Linkshänder, so liest man es oft, betrage 3 Prozent. Ich vermute jedoch auf Grund langjähriger Beobachtungen in der Praxis, dass die Zahl der Linkshänder viel größer ist; unsere Gesellschaft erwies sich als relativ effektiv in der Umerziehung. Linkshänder finden sich vermehrt unter Irrenhausinsassen (angeblich 50 Prozent), aber auch unter den Erfolgreichen in geistigen und schöpferischen Berufen. Die Lebenserwartung von Linkshändern soll geringer sein.

Hermetische Philosophiesysteme lehren seit der Antike, bei höherer geistiger Schulung sollten alle Auszubildenden darin geübt werden, die verschiedenen manuellen Tätigkeiten mit beiden Händen zu erlernen, es sollten also nicht nur Linkshänder zu Rechtshändern umgeschult werden, sondern Rechts- wie Linkshänder zu »Beidhändern«. Die Anregung der geistigen Fähigkeiten durch beidhändiges Arbeiten war also offensichtlich schon den Philosophen des Altertums bekannt, die Forderung danach findet sich bereits bei Platon.

Schulung schafft wie gesagt neue Verbindungen zwischen den Gehirnzellen (Assoziationsbahnen), die nach der Ausbildung erhalten bleiben. Verbunden werden die verschiedenen Gehirnteile und eben auch die Gehirnhälften.

Man kann (beim Rechtshänder) die linke Gehirnhälfte als die Sphäre des Bewussten, die rechte Gehirnhälfte als Sphäre des Unbewussten ansehen. Um im Unbewussten gespeicherte Informationen wieder zugänglich zu machen, ist es nützlich, oft sogar notwendig, die Verbindungen zwischen rechter und linker Gehirnhälfte zu aktivieren. Hierzu sind verschiedene Vorgehensweisen möglich.

Allgemein bekannt ist die Psychotherapie mit der Gesprächstherapie und der Psychoanalyse. Die Therapieweisen wurden entwickelt, um traumatische Erlebnisse aus dem Unbewussten wieder in den Bereich des Bewusstseins zu bringen. Dieser Weg ist langwierig und kostspielig. Im Folgenden wird eine einfachere Methode vorgeschlagen. Diese soll die oft unentbehrliche Psychotherapie allerdings nicht ersetzen, sondern ergänzen. Dabei war unsere nachstehend geschilderte medikamentöse Vorgehensweise ursprünglich gar nicht zur Unterstützung der Psychotherapie gedacht, sondern sie sollte die Examensvorbereitung effizienter machen.

Das Yin-Yang-Denken

Die Vorstellung vom grundsätzlichen Weltaufbau aus zwei Seinsbereichen – Yang, dem männlichen, und Yin, dem weiblichen Prinzip – stammt aus der chinesischen Philosophie. Ziel der kosmischen Entwicklung und auch des menschlichen Strebens ist die Harmonie zwischen diesen zwei Grundphänomenen. Harmonie heißt hierbei jedoch nicht völlige Gleichheit, sondern die optimale Verbindung ist gemeint.

Es gibt ein stärker yang- und ein eher yinbetontes Denken, wobei das Denken als solches hauptsächlich Yang-Charakter hat. »Yang ist Handeln, Yin ist Sein«, lautet eine gängige Formel zur Erklärung dieses Prinzips.

Beim Rechtshänder ist die linke Hirnhälfte stärker yangbetont: Sie »denkt« analytisch, differenzierend, logisch; seine rechte Hirnhälfte denkt synthetisch, integrierend, über die Logik hinaus verknüpfend. Wie gesagt, speichert das Gedächtnis Informationen in beiden Hemisphären, doch sind die Speicher verschieden zugänglich. Gelingt durch geeignete Mittel (die Psychotherapie oder bestimmte Arzneien) ein Zugriff auf die Speicher des Rechtshirns, so kann man reichlich »Vergessenes« zutage fördern. Dies ist sinnvoll für die Aufarbeitung verdrängter Traumata (allerdings nicht per se harmlos!), für die Wiederverfügbarkeit vergessener Lerninhalte und um die Komplexität des Denkens zu verstärken.

Die Funktionen der Gehirnhälften sind bei Mann und Frau im Wesentlichen gleich. Mit modernen bildgebenden Verfahren kann man Denkvorgänge im Gehirn sichtbar machen. Man weiß daher seit einigen Jahren, dass logische Denkvorgänge beim Mann in der linken Gehirnhälfte ablaufen, bei der Frau aber in beiden Hemisphären gleichzeitig, in der rechten etwas schwächer als in der linken. Die Frau denkt also komplexer als der Mann, was man im Alltag auch praktisch nutzen sollte. Es ist zum Beispiel falsch, dass in unserer Gesellschaft so wenig Frauen in leitender Stellung, in der Forschung und Entwicklung etc. tätig sind. Stattdessen sollte man besser die folgende hinduistische Weisheit beherzigen: »Der Mann ist der Verstand, doch die Frau ist die Vernunft.«

Die geistanregenden Mittel der Naturheilkunde fallen anscheinend in folgende Kategorien:

1. Anregend auf die Rinde des Linkshirns wirken Mittel, die das streng logische Denken fördern.
   Beispiele: Bergkristall in homöopathischer Form (Quarz D12), Gold in homöopathischer Form (Aurum metallicum D12).
2. Anregend auf die Rinde des Rechtshirns wirken Mittel, die das intuitive Denken fördern, welches gar nicht mehr bewusste Informationen komplex verknüpft und verwertet.
   Beispiele: Cimicifuga (Silberkerze), Patchouli (Patschuli), Damiana (Turnera aphrodisiaca), Cactus grandiflorus (Königin der Nacht), Argentum metallicum (Silber in metallischer Form).
3. Mit einigen Naturmitteln kann man die Gehirnhälften »kurzschließen«. Diese Mittel haben für den Geist besonderen Wert. Zur Intensivierung der schöpferischen Kompetenz bei anspruchsvollen Projekten von Geistesarbeiten sind sie unentbehrlich.

Beispiele: Argentum phosphoricum D12 (Silberphosphat), Succinum D12 (Bernstein), Calcium fluoratum D12 (Flussspat) sowie die Pflanzen, denen der Ayurveda eine Wirkung auf das Scheitelchakra zuschreibt: Kalmus (Calamus aromaticus), Tigerkraut (Hydrocotyle asiatica), Tulsi (Ocimum sanctum).

Nach dem Prinzip von Yin und Yang ist es empfehlenswert, Mittel, die Rechts- wie Linkshirn anregen, gleichzeitig zu verwenden (Beispiel: gemeinsame Verabreichung von Cimicifuga D6 [Rechtshirnwirkung] und Quarz D12 [Linkshirnwirkung]). Noch besser ist es, einer solchen Mischung die Verbindungsmittel der Gehirnhälften zuzusetzen, etwa Argentum phosphoricum D12.

1
Rezept für den vollen Einsatz beider Gehirnhälften

Argentum phosphoricum Dil. D12	*(Silberphosphat)*
Calamus aromaticus Dil. D3	*(Kalmus)*
Calcium fluoratum Dil. D12	*(Flussspat)*
Cimicifuga Dil. D6	*(Silberkerze)*
Equisetum arvense Dil. D12	*(Ackerschachtelhalm)*
Hydrocotyle asiatica Dil. D3	*(Tigerkraut)*
Manganum phosphoricum Dil. D12	*(Manganphosphat)*
Quarz Dil. D12	*(Bergkristall)*
Resina laricis Dil. D12	*(Lärchenharz)*
Succinum Dil. D12	*(Bernstein)*

Zu gleichen Teilen mischen. 1- bis 2-mal tgl. 30 Tropfen, nicht abends nehmen. Bei Kindern und extrem sensiblen Personen reichen 10 Tropfen.

Anmerkungen: Das Rezept kann »Psychomüll« freisetzen, es enthält deshalb Stimmungsaufheller. Erschüttert es trotzdem zu stark, sollte man zusätzlich Melissengeist einnehmen.

Interessant wäre ein Intelligenztest vor und nach Einnahme dieser Rezeptur.

Yin-Yang-Assoziationen

Die Attribute, die den beiden Prinzipien Yin und Yang im Folgenden zugeschrieben werden, sind in keiner Weise wertend gemeint, schon gar nicht in moralischer Hinsicht. Es geht vielmehr um die Beschreibung polarer Gegensätze, die ohneeinander nicht denkbar wären. Ohne Helligkeit zu kennen, kann man sich keine Dunkelheit vorstellen, ohne Kälte keine Wärme ... Beide Prinzipien sind auch im jeweils anderen enthalten, was durch die kleinen Punkte im Yin-Yang-Symbol zum Ausdruck kommt (siehe die Abbildung).

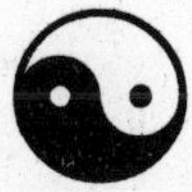

Das Yin-Yang-Symbol

- Yang ist gescheit, voller Ideen, aber »weltfremd«.
- Yin ist viel weniger brillant, weiß aber bereits sehr viel, ist pragmatisch und vernünftig.

- Yang versucht zu verändern, Yin passt sich Veränderungen an.
- Yang-Symbole sind die Kristalle, besonders die fünf platonischen (= regelmäßigen) Körper; Yin-Symbole sind Kugel, Schlange und Spirale.
- Yang ist veränderlich, aktiv, hell usw.; Yin ist beständig, passiv, dunkel usw.
- Das männliche Yang ist das spitze, harte, eckige, lineare »Geradeausprinzip«. Hierzu gehören die Logik, die Justiz, die Naturwissenschaft und die Mathematik. Das abendländische Denken ist stark yangbetont. Als sein typischer Repräsentant gilt der Philosoph René Descartes (»Ich denke, also bin ich.«), nach dessen latinisiertem Namen Cartesius diese Art des Denkens auch »kartesianisch« genannt wird.
- Das weibliche Yin ist rund, weich, veränderlich und doch immer beständig. Das Denken Asiens ist stark yinbetont. Hierzu gehören unter anderem auch die Intuition und die Nutzung außergewöhnlicher Informationsquellen. Typische Vertreter sind die japanischen Meister des Zen-Buddhismus.

Das Defizit an Yin-Denken in den Vorstandsetagen der Großfirmen macht sich zunehmend auch durch erhebliche Pannen bemerkbar. In der Parteipolitik sieht es nicht besser aus. Die entsprechenden Gremien haben es bisher auch immer verstanden, Frauen beim Fällen wesentlicher Entscheidungen weitgehend außen vor zu lassen.

Ganzheitliches Denken erwächst jedoch aus der Harmonie von Yang- *und* Yin-Denken.

Das »Umzingelungsdenken« und der »Riecher«

Lineares, streng logisches Denken ist eine Spezialität der indogermanischen Völker. Auch die hinduistische Philosophie ist linear, allerdings komplexer als die abendländische, es handelt sich um eine mehrdimensionale Logik. Daher sollte es nicht verwundern, dass Indien die Heimat vieler sehr guter Computerfachleute ist.

Die Völker Ostasiens haben eine andere Denkweise, die man auch »Umzingelungsdenken« nennen kann. Es stellt eine harmonische Verbindung zwischen Yin- und Yang-Denken dar. Das magische Denken der Naturvölker, der Schamanismus, ist eher intuitiver Art. Auf eine kurze Formel gebracht kann man sagen, man entwickelt hier seinen »Riecher«.

Intuitives Denken hat im täglichen Leben eine große Bedeutung. Der »Riecher« lässt sich einsetzen bei mündlichen Prüfungen, bei Vorstellungsgesprächen, der Vermittlung von Informationen, zum Überzeugen anderer von der eigenen Meinung, allgemein also zum Aufbau von Charisma. Weiterhin benötigt man den »Riecher« in Angelegenheiten mit künstlerischen Aspekten, der intuitiven Einschätzung von der Machbarkeit einer Sache und im Vertragswesen.

Auch uns Mitgliedern eines industrialisierten »Kulturvolkes« ist über das lineare Denken hinaus nicht nur das »Umzingelungsdenken« zugänglich, sondern bei Einübung ebenso das intuitive Denken. Dies kann in manchen Fällen sogar bis zur »Channelingfähigkeit« führen, worunter wir das Empfangen von »Eingebungen« verstehen.

2
Rezept für das »Um-die-Ecken-Denken«

Bellis perennis Dil. D3	*(Gänseblümchen)*
Betonica officinalis Dil. D3	*(Betonie)*
Calcium silicicum Dil. D12	*(Calciumsilikat)*
Galbanum Dil. D12	*(Galbanum)*
Hedera helix Dil. D3	*(Efeu)*
Knautia arvensis Dil. D3	*(Witwenblume)*
Manganum metallicum Dil. D12	*(Manganmetall)*
Polygonatum vulgare Dil. D3	*(Salomonsiegel)*
Stannum metallicum Dil. D12	*(Zinnmetall)*
Veronica officinalis Dil. D3	*(Ehrenpreis)*

Mischung zu gleichen Teilen. 2- bis 3-mal tgl. 20 bis 30 Tropfen.

Anmerkungen: Es ist empfehlenswert, zusätzlich grünen Tee zu trinken.

Der Umgang mit folgenden Steinen ist ebenfalls sehr förderlich: Opale, durchscheinende, durchsichtige Steine; geschichtete Steine, Chrysolith, Rosenquarz, Labradorit, geschichteter Flussspat.

Das »Umzingelungsdenken« setzt nicht nur eine allgemein gute Denkfähigkeit voraus, sondern auch ein harmonisches Verhältnis zwischen Yin und Yang sowie die Integration beider Gehirnhemisphären. Besonders beteiligt sind dabei die Hinterhauptlappen des Neuhirns, das Kleinhirn und der Thalamus.

Unkonventionelles Denken

Bei den Mitteln zur Unterstützung des unkonventionellen Denkens ist nicht etwa an Drogen zur Herbeiführung von Grenzerfahrungen oder Ähnliches gedacht, sondern an legale Arzneistoffe, die uns dabei helfen können, die konventionellen, »ausgetretenen« Pfade der Assoziationsbahnen in der grauen Rinde des Neuhirns zu verlassen. Es sind die Medikamente gegen das so genannte »Brett vorm Kopf« und gegen die »seitlichen Scheuklappen«. Man kann solche Mittel sinnvoll anwenden, um in unserer Zeit stürmischer Veränderungen in der Berufswelt und in den persönlichen Lebensumständen neue beschreitbare Wege zu finden.

Gedacht sind sie als Unterstützung für den Einzelnen, der sich in einer scheinbar ausweglosen Situation befindet, aber auch als Hilfe in Forschung, Technik und Wirtschaft. Immer sinnvoll ist ihre Anwendung für Menschen, die sich mit Philosophie oder Metaphysik beschäftigen. Die Mittel des unkonventionellen Denkens dienen dem Weiterdenken über konventionell entstandene Blockaden hinaus.

Die außerordentliche Beliebtheit von bewusstseinsverändernden Drogen hat sicher auch mit ihrer oft nicht nachvollziehbaren generellen Verteufelung zu tun. Einerseits scheint es erlaubt, alle mit dem »Genuss« von Nikotin und Alkohol in Zusammenhang stehenden Krankheiten zu entwickeln. Dafür verfolgt unsere Justiz illegale Drogen oft hartnäckiger als so manches Kapitalverbrechen. Aber das ist ein anderes Thema …

Die hier genannten Mittel sind jedenfalls harmlos sowie –

vorerst noch – legal und rezeptfrei. Sie sind darüber hinaus weniger süchtig machend als Schokolade oder so manche Delikatesse. (Das Rezept Nr. 3 ist auch als Meditationshilfe gedacht.)

3
Mittel, um die ausgetretenen Pfade des Denkens zu verlassen (Das »Philosophenmittel«)

Aqua marina Dil. D6	*(Meerwasser)*
Artemisia vulgaris Dil. D3	*(Beifuß)*
Corylus avellana Dil. D3	*(Hasel)*
Dipsacus silvestris Dil. D3	*(Wilde Karde)*
Gentiana cruciata Dil. D3	*(Kreuzblättriger Enzian)*
Myosotis arvensis Dil. D3	*(Ackervergissmeinnicht)*
Patchouli Dil. D6	*(Patschulikraut)*
Phosphorus Dil. D12	*(Phosphor)*
Salvia officinalis Dil. D3	*(Salbei)*
Strychninum phosphoricum Dil. D30	*(Strychninphosphat)*

Mischung zu gleichen Teilen. 1- bis 2-mal tgl. 20 bis 30 Tropfen.

Anmerkung: Der Umgang mit bestimmten Steinen ist zusätzlich nützlich: Amethyst, violetter Flussspat, blauer Topas, Lapislazuli.

Die vier Elemente und das Geistige

Die Theorie der vier Elemente – Feuer, Luft, Wasser, Erde – entstammt der antiken Naturphilosophie und wurde bis ins 18. Jahrhundert allgemein verwendet. Zu diesem System gehören auch die vier Temperamente des Menschen – cholerisches, sanguinisches, phlegmatisches und melancholisches Temperament. Die Entdeckung der chemischen Elemente hat die Nützlichkeit der antiken Einteilung für die praktische Anwendung nicht aufgehoben. Man kann in Medizin und Psychologie sehr gut weiter danach verfahren, ohne in Konflikt mit den neueren Erkenntnissen zu geraten. Wendet man die Vier-Elemente-Lehre auf den Zusammenhang zwischen den Gehirnteilen, den Temperamenten und den Geistqualitäten an, so ergeben sich die in der Tabelle auf Seite 32 dargestellten Zusammenhänge.

Durch die Herstellung der Verbindung beider Gehirnhälften besteht wie gesagt die Aussicht, die Gaben der Inspiration und der Imagination in das strenge logische Denken integrieren zu können. Dies ist bei anspruchsvolleren Tätigkeiten in leitender Funktion, bei Menschen, die in der Öffentlichkeit stehen, in der Wirtschaft oder Wissenschaft sehr ratsam.

Das in der Psyche wurzelnde Schöpferische ist nach diesem Verständnis »heiß« und weit ab von der kalten linearen Logik und Rationalität. Geist im engeren Sinne ist symbolisch dem Element Luft zugeordnet.

Wichtig sind von der Symptomatik her die kalten Elemente Erde und Wasser, für die Behandlung die heißen Elemente Feuer und Luft. Wir brauchen also viel Feuer- und Luftmittel.

Die vier Geistesqualitäten und die vier Temperamente

Elemente	**Geistesqualitäten** Eigenschaften	Sitz im Gehirn	**Tempera- mente**
Feuer Trocken und heiß	**Intuition** Eingebung, Channeling, schamanistische Wahrnehmungsform	Hinterkopf, Verbindung beider Gehirnteile	**Choleriker**
Erde Trocken und kalt	**Intellekt** Strenge Logik, exakte Wissenschaften, Wirtschaft, Verwaltung	Linke Gehirnhälfte, Stirnlappen	**Melancholiker**
Luft Feucht und heiß	**Inspiration** Kreativität, Schöpferisches, Ideen, Religion	Rechte Gehirnhälfte, Seitenlappen	**Sanguiniker** (der Nervöse)
Wasser Feucht und kalt	**Imagination** Vorstellungsvermögen, Künstlerisches, eidetische Bilderwelt	Rechte Gehirnhälfte, Seitenlappen	**Phlegmatiker**

Trockene Elemente: Feuer, Erde; entsprechen Verstand, Geist

Feuchte Elemente: Luft, Wasser; entsprechen Gefühl, Psyche

Heiß: Feuer, Luft

Kalt: Wasser, Erde

Optimales Denken und Handeln beruhen auf einem harmonischem Verhältnis der vier Elemente, insbesondere zwischen trockenen und feuchten. Einseitigkeit bzw. die Überbetonung eines einzelnen Elements führt immer zu einer »Schieflage«, zu Weltfremdheit oder Fehlverhalten:

- Wird allein der »trockene Verstand« zur Richtschnur erhoben, passieren folgenschwere Fehler (was, wie schon angedeutet wurde, an den regelmäßig auftretenden kleineren und größeren Pannen in Wirtschaft und Politik zu beobachten ist, wo diese Art des Denkens vorherrscht).
- Verlässt man sich lediglich auf das »feuchte Gefühl«, bleibt man wegen zu großer Passivität oder irrationalen Handlungen in der Regel außen vor. Beispiele sind gewisse extrem realitätsferne Randgruppen und verträumte Selbstverwirklicher etc. (wobei hier niemand diskriminiert werden soll!).

Um dem Geist auf die Sprünge zu helfen, wäre es nun falsch, lediglich ein Element zu stärken, zum Beispiel nur das Element Erde, das des kalten Intellekts. Wenn man eine ausgewogene geistige Balance erreichen will, muss man vielmehr auch bei der Medikation auf Ausgewogenheit achten.

Rezepte des Ausgleichs für die vier Elementtypen dienen der Entwicklung der Persönlichkeit, insbesondere aber auch als Lernhilfe bei der Vorbereitung für Prüfungen.

Doch wollen wir die einzelnen Typen zunächst stichwortartig beschreiben – in dem Bewusstsein, dass sie in Reinkultur eher selten vorkommen, die Übergänge fließend sind und in einer Person durchaus mehrere der beschriebenen Temperamente zum Zuge kommen können.

Feuer

Dem Element Feuer wird die Intuition zugeordnet. Typisch für dieses Element sind die Eigenschaften der Schamanen. Schamanen sind naturkundliche Wissende, sie werden aber nie Religionsstifter oder Gründer von weit verbreiteten Lehrsystemen. Die Intuition von Feuer-Typen ist stark ausgeprägt, sie engagieren sich aber nicht in Organisationen und gründen auch keine.

Auftreten des Feuer-Typs: Der Feuer-Typ trägt eine Krawatte, wenn niemand anders eine anhat – und umgekehrt. Er ist ein Revolutionär und Störer der etablierten Ordnung, in repressiven Staatsgefügen oft auch Mitglied bei einer verbotenen Partei. Der Feuer-Typ tendiert zum Handeln vor dem Denken und verbaut sich und anderen dadurch viel, wobei er mit seiner Meinung, zum Beispiel zu Politik und Wirtschaft, durchaus Recht haben kann. Durch seine Abgehobenheit vermag er seine ausgeprägte Intuition in der realen Alltagswelt nicht nutzbringend einzusetzen. Er handelt meist voreilig und ohne Planung.

Der Feuer-Typ in der Prüfung: Er steht dem System und seinen Repräsentanten von der Grundeinstellung her ablehnend gegenüber. Generell hält er Prüfungen für Unsinn und Prüfer für Trottel. Das Ergebnis seiner Prüfung wird daher wesentlich auch von der Einstellung seines Prüfers abhängen: Ist Letzterer eher als Bürokrat zu bezeichnen, dem die Respektlosigkeit des Prüflings nicht behagt, verschlechtern sich die Chancen des Feuer-Typs. Handelt es sich hingegen um einen eher souveränen und offenen Prüfer, wird er dem Prüfling wohl mit leichter Hand Paroli bieten können und ihm, wenn begründet, dennoch eine gute Note für seine Leistungen geben.

Hilfe für den extremen Feuer-Typ: Hilfe leisten Erde und Luft, am meisten aber Wasser (Wasser/Erde = das Kalte, der Realismus, die Vernunft, die Logik).

4
Rezept für sinnvolles Handeln (Wasser-Erde-Mittel)

Aqua marina Dil. D6	*(Meerwasser)*
Cactus grandiflorus Dil. D6	*(Königin der Nacht)*
Cardamomum Dil. D3	*(Kardamom)*
Chlorophyllinum Dil. D3	*(Chlorophyll)*
Equisetum arvense Dil. D12	*(Ackerschachtelhalm)*
Menyanthes Dil. D12	*(Fieberklee)*
Mephitis Dil. D12	*(Stinktier)*
Patchouli Dil. D6	*(Patschulikraut)*
Polygonum aviculare Dil. D6	*(Vogelknöterich)*
Vanilla Dil. D3	*(Vanille)*

Mischung zu gleichen Teilen. 2- bis 3-mal tgl. 20 bis 30 Tropfen.

Anmerkung: Zum Kühlen eignen sich auch Soft Drinks und – in Maßen genossen – bestimmte Liköre wie zum Beispiel Cointreau oder Cocktails wie Caipirinha und dergleichen.

Erde

Bei einseitigem Überwiegen der Ratio ist ein kalter, letztlich unfruchtbarer Verstand dominant. Der Geist ist keineswegs identisch mit dem Intellekt, Geist hat auch viel mit Intuition zu tun sowie mit Ethik, dem philosophischen Nachdenken und der Beziehung zur Natur. Es ist die Durchdringung des Verstands mit Gefühl, was wir intensivieren und harmonisieren möchten.

Auftreten des Erd-Typs: meist Anzugträger und im Golfklub. Er ist geprägt von kaltem Verstand, intellektuell, streng logisch und korrekt, während das Schöpferische fehlt. Typisch für die Geschäftspolitik von Großfirmen. Er ist der Funktionärstyp, der sich hochgedient hat. Es fehlt ihm an Ideen; und der Erfolg ist nur äußerlich.

Der Erd-Typ in der Prüfung: Der Erd-Typ ist ein guter Prüfungskandidat, Klassenprimus und Spezialist auch für sinnlose Prüfungen, er kann diese akzeptieren. Ein Karrieretyp für Konzerne oder ein Funktionär in der Verwaltung. Es ist dieser Menschentyp, der die Prüfungsfragen auch erstellt.

Hilfe für den extremen Erd-Typ: Hilfe leisten Feuer, Wasser, am meisten aber Luft (Luft/Wasser = das Schöpferische [Luft: Inspiration, Wasser: Imagination], Ästhetik, die Anderwelt, das Jenseitige, alles mit religiösen Aspekten, Kunst und Religion, das Musische, die schönen Künste). Ein Ideenrezept muss feuchte Bestandteile aufweisen. Das wichtigste Element, das integriert werden sollte, ist Luft, welches auch als das Element der Propheten, der Eingebung im engeren Sinne gilt. Das Element Wasser, dem die Kunst zuzuordnen ist, macht nachgiebig und passiv. Der extreme Erd-Typ braucht dringend eine Stärkung des Einfühlungsvermögens. Gerade für ihn ist dies eine Gottesgabe in Beruf und Privatleben. Falls es sich nicht um einen völlig »unsensiblen Büffel« handelt, ist das Einüben dieser Fähigkeiten möglich. Das beste Übungsmittel wäre, wenn der extreme Erd-Typ beruflich Umgang mit vielen Menschen hätte – aber nur dann, falls er nicht als ein ausgesprochener Bürokrat bezeichnet werden kann.

5
Rezept zur Stärkung des Einfühlungsvermögens (Luft-Wasser-Mittel)

Alnus glutinosa Dil. D3	*(Schwarzerle)*
Anisum stellatum Dil. D6	*(Sternanis)*
Argentum colloidale Dil. D12	*(kolloides Silber)*
Bellis Dil. D3	*(Gänseblümchen)*
Calcium carbonicum Dil. D12	*(Austernschale)*
Lavandula Dil. D6	*(Lavendel)*
Lupulinum Dil. D3	*(Hopfen)*
Manganum phosphoricum Dil. D12	*(Manganphosphat)*
Rosa damascena Dil. D6	*(Rose)*
Sempervivum tectorum Dil. D3	*(Dachwurz)*

Mischung zu gleichen Teilen. Morgens und mittags 20 bis 30 Tropfen.

Anmerkungen: Sinnvoll ist in diesem Zusammenhang eine begleitende Aromatherapie. In die Duftlampe eine Mischung aus folgenden Essenzen geben: Lavendel-, Patschuli-, Majoran-, Zitronen- und Palmarosaöl. Lavendel und Zitrone 2- bis 3-mal so viel wie der Rest. (Nicht alle Öle sind unbedingt notwendig: Wenn eines fehlt, ist die Anwendung der übrigen dennoch ratsam.)

Ein »anständiges« Bier, ungespundet, zum Beispiel aus fränkischer Hausbrauerei, kann diesem Typus nicht schaden.

Luft

Das Element Luft ist das beweglichste, es ist für alle Arten von geistanregenden Rezepten unentbehrlich. Es steht nach traditioneller Auffassung der Quintessenz am nächsten. Unter diesem Begriff, der abgeleitet ist vom mittellateinischen *quinta essentia* (= »das fünfte Element; unsichtbarer Luft-, Ätherstoff; das Wesentliche«), verstehen wir das Geistige an sich, das »reine Wesen«.

Die Quintessenz ist nichts Stoffliches, doch gibt es Substanzen, in denen sie sich verstärkt zeigt, zum Beispiel in bestimmten Mineralien und Pflanzen. Bereits geschickt zusammengestellte Rezepte können einen gewissen quintessenziellen Charakter aufweisen.

Im verstärkten Maße gilt dies für die spagyrischen Präparate; die spagyrische Zubereitung von Pflanzenmaterial, die nach speziellen Vorschriften erfolgt, führt zu einer erheblichen Vergeistigung der zu bearbeitenden Materie. Mit Spagyrika wird versucht, die besonders schwer zu vereinenden Elementpaare harmonisch zu verbinden, nämlich Feuer und Wasser sowie Luft und Erde

Kinder repräsentieren (im Idealfall) durch ihre Unbeschwertheit das luftige, sanguinische Temperament.

Auftreten des Luft-Typs: In Reinform ist er der Luftikus, der Künstlertyp mit den verrückten Klamotten und keinesfalls Vereinsmitglied. Sein Geist scheint sich zu überschlagen, er ist der isolierte Chaot, der nicht die Zeit zur Realisation seiner Ideen findet, da er in Gedanken schon wieder beim nächsten Thema ist. Er wirkt abgehoben. Auch an der Verwertung seiner Einfälle hapert es gewaltig. Der Luft-Typ hat dauernd organisatorische und finanzielle Probleme. Falls er überhaupt – mehr durch Zufall – in ein Angestelltenverhältnis übernommen wurde, wird er ungeheure Anpassungsschwierigkeiten haben und wohl über kurz oder lang gekündigt werden bzw. selbst kündigen.

Der Luft-Typ in der Prüfung: Als »Chaot« ist er trotz seiner geistigen Gaben nicht fähig, sich systematisch vorzubereiten. Er will, statt für die Prüfung zu pauken, lieber etwas viel Interessanteres machen. Er findet bei einer simplen Frage nicht die passende einfache Antwort und betrachtet das rituelle Drumherum bei Prüfungen als Unfug. Der Luft-Typ kann seine Erfolgsaussichten in Prüfungen allein schon dadurch steigern, dass er in konventioneller Aufmachung zum Termin erscheint.

Hilfe für den extremen Luft-Typ: Hilfe leisten Wasser und Feuer, am meisten aber Erde (Feuer und Erde = Intuition und Intellekt). Denn was dem Luft-Typ fehlt, sind die trockenen Elemente Feuer und Erde. Eine günstige Kombination davon stellt eine Verbindung von Intellekt und Intuition dar. Für Letzteres sind erfolgreiche Unternehmer ein Beispiel, besonders wenn sie spekulative Investitionen vornehmen. Als ein typischer Vertreter in überzeichneter Form kann hierfür die Comicfigur Dagobert Duck mit ihrem unfehlbaren »Riecher« für Geldquellen aufgeführt werden. Rezept Nr. 6 fördert die »dagobert-duckschen« Eigenschaften!

6

Rezept für den gesunden Menschenverstand (Feuer-Erde-Mittel)

Benzoes resina Dil. D6	*(Benzoeharz)*
Carlina acaulis Dil. D3	*(Eberwurz)*
Cupressus sempervirens Dil. D3	*(Zypresse)*
Eucalyptus Dil. D6	*(Eukalyptus)*
Fagus sylvatica Dil. D6	*(Rotbuche)*
Guajacum Dil. D6	*(Guajakharz)*
Quercus robur Dil. D6	*(Eiche)*
Rosmarinus Dil. D12	*(Rosmarin)*
Scrophularia nodosa Dil. D3	*(Knotige Braunwurz)*
Silicium metallicum Dil. D12	*(Silizium)*

Mischung zu gleichen Teilen. 2- bis 3-mal tgl. 20 bis 30 Tropfen.

Anmerkung: Luft-Typen sollten keinen Sekt, sondern stattdessen eher Rotwein trinken. Viel Wurzelgemüse zu essen hilft ebenfalls bei der »Erdung«.

Wasser

Wasser passt sich auf Grund seiner Formlosigkeit bzw. großen Flexibilität an unbegrenzt viele Gefäßformen an. Es ist das beste aller Lösungsmittel und kann sehr viele Stoffe aufnehmen.

Der idealtypische Wasser-Mensch scheint ebenfalls unbegrenzt aufnahmefähig für die Eindrücke aus der Umwelt zu sein, er ist also sehr sensibel und deshalb der geborene Künstler. Diese Yin-Eigenschaft ermöglicht ihm darüber hinaus außersinnliche Wahrnehmungen (Medialität), was aber die Gefahr der Aufnahme schädlicher Einflüsse nicht ausschließt.

Auftreten des Wasser-Typs: Er ist ein Ästhet, von unauffälliger Natur, Vereinsmitglied und erfolgloser Künstler. Sein Vorstellungsvermögen ist hervorragend, er kann Außenimpulse problemlos aufnehmen und könnte seine Sensitivität Gewinn bringend vermarkten, wenn er nicht so entschlusslos und träge wäre. Der extreme Wasser-Typ ist vollkommen inaktiv.

Der Wasser-Typ in der Prüfung: Er tut aus Trägheit viel zu wenig. Eine mündliche Prüfung nach der Art von Kreuzverhören löst schon beim Gedanken daran Panikgefühle bei ihm aus. Natürlich erwischt es ihn dann mit genau solch einer Prüfungssituation. Einen routinemäßigen Test, lieber schriftlich als mündlich, besteht er in der Regel, wobei er allerdings nur mit Ach und Krach durchkommt. Dabei ist der Wasser-Typ keineswegs dumm, aber weich und träge; er fühlt sich in unserer Leistungsgesellschaft überfordert.

Hilfe für den extremen Wasser-Typ: Hilfe leisten Erde und Luft, am meisten aber Feuer (Luft und Feuer = Inspiration und Intuition). Der Wasser-Typ braucht »Feuer unter dem Hintern« und scharf gewürztes Essen, um aus seiner Lethargie zu erwachen. Zur Stärkung der Aura, der Handlungsbereitschaft und der Fähigkeit, nein sagen zu können, braucht der Wasser-Typ ein Feuer-Luft-Rezept. Dieses fördert nicht nur die Initiative, sondern auch das Vermögen, sein Talent bekannt zu machen und an den Mann zu bringen. Werbung und Vermarktung sind dem Element Luft zuzuordnen.

7
Rezept für die Handlungsfähigkeit (Feuer-Luft-Mittel)

Artemisia vulgaris Dil. D3	*(Beifuß)*
Capsicum Dil. D6	*(Chilipfeffer)*
Galanga Dil. D6	*(Galgant)*
Laurus nobilis Dil. D6	*(Lorbeer)*
Magnesium metallicum Dil. D12	*(Magnesiummetall)*
Nasturtium aquaticum Dil. D3	*(Brunnenkresse)*
Onopordon acanthium Dil. D3	*(Eselsdistel)*
Pulsatilla Dil. D6	*(Küchenschelle)*
Pyrit Dil. D6	*(Natürliches Eisensulfid)*
Thymus vulgaris Dil. D3	*(Thymian)*

Mischung zu gleichen Teilen. 2-mal tgl. 20 bis 30 Tropfen.

Anmerkung: Mit scharfen und aromatischen Gewürzen kochen. Geeignete Getränke: Gin, Slivovitz, Melissengeist in Maßen.

Die Vereinigung besonders verschiedener Elemente

Luft mit Erde sowie Feuer mit Wasser zu verbinden ist von großer Bedeutung. Dies sind sozusagen die magischen Operationen, die dem Geist auf die Sprünge helfen. Das Lernen an sich ist eher melancholisch, kalt, trocken und mühselig. Am meisten gilt das für die Vorbereitung auf eine inhaltlich sinnlose Prüfung, wie dies häufig bei Examen und dergleichen der Fall ist.

Luft und Erde

Durch diese Verbindung wird die Forschung und Entwicklung mit dem Ziel praktischer Anwendung gefördert bzw. die Suche nach neuen Produkten und Betätigungsgebieten erleichtert (zum Beispiel in einem größeren Betrieb). Die Kanalisation des bewegten Geistes ist von großer Wichtigkeit in Ausbildung, Schule und Hochschule, in schöpferischen Berufen, bei anspruchsvollerer künstlerischer Tätigkeit, beim Komponieren, Schriftstellern, in der Forschung und für Menschen, die stets neue, praktikable Ideen haben müssen.

Hohe Intelligenz ist nicht gleichbedeutend mit praktischer Vernunft und gesundem Menschenverstand. Es trifft eher das Gegenteil zu: Wohl jeder kennt die sprichwörtliche Weltfremdheit des Mathematikprofessors oder das »Freaktum« der Spitzenkräfte im Computerwesen. Die Mittel, die den vagabundierenden Geist mit der praktischen Vernunft koppeln, ihn also auf den Boden der Tatsachen herunterholen sollen, gehören dem Yin-Bereich an (siehe Rezept Nr. 8).

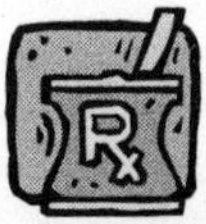

8
Rezept für geistige Disziplin (Erde-Luft-Mittel)

Artemisia vulgaris *(Beifuß)*
Anethum graveolens *(Dillkraut)*
Avena sativa *(Haferkraut)*
Humulus lupulus *(Hopfenblüte)*
Anthriscus silvestris *(Kerbelkraut)*
Laurus nobilis *(Lorbeerblätter)*

Geum urbanum	*(Nelkenwurzeln)*
Asperula odorata	*(Waldmeister)*
Hyssopus officinalis	*(Ysop)*

Zu gleichen Teilen eine Teemischung bereiten. Pro Tasse benötigt man einen gehäuften Esslöffel der Mischung. Es müssen nicht unbedingt alle genannten Mittel sein. 2- bis 3-mal tgl. eine größere Tasse (ca. 250 ml) oder im Lauf des Tages einen halben bis drei viertel Liter Tee schluckweise trinken.

Anmerkungen: Eine zusätzliche Aromatherapie ist von großem Nutzen zur Stärkung der geistigen Disziplin. In der Duftlampe folgende Essenzen verwenden: ein Teil Lavendelöl und ein Teil eines Gemisches aus Benzoe-, Kiefer-, Guajak-, Lärchenharz oder Ölen hieraus, Palmarosa-, Patchouli-, Vetiveröl. Es müssen nicht alle genannten sein.

Aquamarin, Chalzedon, blauer Topas, heller Rauchquarz, Lapislazuli.

Zum Teerezept Nr. 8 kann zusätzlich das homöopathische Rezept Nr. 19 verwendet werden.

Feuer und Wasser

Die gelungene Vereinigung des scheinbar Unvereinbaren ist die Kombination, die zur künstlerischen Hochleistung führen kann. Dies ist zum Beispiel bei der bildenden Kunst und insbesondere beim Komponieren zu erkennen. Die wirklich interessanten Leistungen sind allerdings nur möglich, wenn man über die Gabe der Eidetik verfügt (siehe Seite 110), die auch den

Schamanen zu Eigen ist. Die Anlage hierzu findet sich recht häufig und kann geschult werden.

Der Schamane hat die »Feuergabe«, der Künstler die »Wassergabe«. Durch die Passivität, das »Phlegma« des Wassers ist der künstlerisch Begabte gewöhnlich zu träge für die besondere Leistung. Das Feuerelement geht auch an gegen die häufig vorhandene Weltfremdheit des Künstlers und seine Unfähigkeit, sein Talent angemessen zu vermarkten.

Durch die Gegensätze der Elemente entsteht Spannung, die Fortschritte bringt: »Zwei Seelen wohnen, ach, in meiner Brust«, wie es im *Faust*-Zitat heißt.

Die Vereinigung von Feuer und Wasser symbolisiert den alchemistischen Prozess zur Herstellung des Steins der Weisen.

9
Rezept für das schöpferische Handeln (Feuer-Wasser-Mittel)

Angelica archangelica	*(Angelikawurzelpulver)*
Urtica dioica	*(Brennnesselblätter)*
Nasturtium officinale/Cochlearia off.	*(Brunnenkresse- oder Löffelkraut)*
Hypericum perforatum	*(Johanniskraut)*
Menyanthes trifoliata	*(Fieberklee)*
Acorus calamus	*(Kalmuswurzelpulver)*
Rosa centifolia	*(Rosenblüten)*

In gleichen Teilen zu einer Teemischung verarbeiten. Für einen halben Liter benötigt man 2 gehäufte Esslöffel davon. Wie Rezept Nr. 8 verwenden.

Anmerkungen: Der zusätzliche Einsatz von ätherischen Ölen ist sehr zu empfehlen. In der Duftlampe anwenden: Rosenöl (ersatzweise Geraniumöl), Basilikum-, Eukalyptus-, Sandelholz- und Ylang-Ylang-Öl; falls möglich, Tuberosen- und Vanilletinktur zusetzen.

Als Steine, die man begleitend anwendet, eignen sich vor allem Bernstein, Koralle, Rosenquarz, Limonit, Feueropal.

Hilfe in konkreten Fällen

Zur Motivation allgemein

Wenn die Stimmung absolut »im Keller« ist und der Betroffene alles und jeden, einschließlich sich selbst, zum Grausen findet, kann Rezept Nr. 10 helfen. Es fördert das positive Denken.

10
Tränklein des »Gut-drauf-Seins«

Pimpinella major	*(Bibernellwurzelpulver)*
Satureja hortensis	*(Bohnenkraut)*
Cinchona succirubra/Erythraea centaurium	*(Chinarinde oder Tausendgüldenkraut)*
Turnera aphrodisiaca	*(Damiana)*
Teucrium chamaedrys	*(Echter Gamander)*
Foeniculum vulgare	*(Fenchel)*
Salvia officinalis	*(Salbei)*
Hyssopus officinalis	*(Ysop)*

Zu gleichen Teilen mischen, nur von Chinarinde wenig verwenden. Für einen halben Liter Tee benötigt man 2 gehäufte Esslöffel davon. Einen halben bis drei viertel Liter Tee daraus machen, süßen, in einer Thermoskanne aufbewahren und schluckweise trinken. Abends nach 18.00 Uhr nichts mehr davon trinken!

Das Lernen

Mit »Lernen« meinen wir hier das Verstehen von Gelesenem oder Gehörtem, das Sichmerken von unzähligen Informationen und das Sich-wieder-erinnern-Können an schon einmal Gelerntes. Zunächst werden die wichtigsten Mittel zum »Einschalten, Durchstarten und Abschalten« des Lernprozesses besprochen.

Aller Anfang ist schwer

Ich bin auf das Grundrezept zum »Einschalten« gekommen, weil ich zu altersheilkundlichen Zwecken Mittel aus der Familie der Araliazeen und der Umbelliferen gleichzeitig einnehmen wollte. Diese Mischung hat in einigen Wochen meinen Geist völlig umgekrempelt. Man macht erstaunliche neue Wahrnehmungen beim Lesen von bekannten Büchern, Anschauen von Kunstwerken und Hören bekannter Musik.

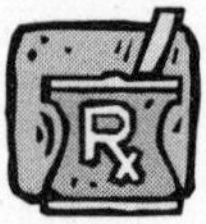

11
Grundrezept zur allgemeinen Anregung des Geistes (Das »Geist-Trampolin«)

Hedera helix (*Efeublätter*)
Hydrocotyle asiatica (*Tigerkraut*)

Zu gleichen Teilen eine Teemischung bereiten. Für einen halben Liter benötigt man 2 gehäufte Esslöffel davon. Diese Menge Tee aufkochen, süßen und morgens und nachmittags je eine große Tasse (ca. 250 ml) trinken.

Achtung: Efeu ist nicht völlig ungiftig. Er darf nicht bei Schilddrüsenüberfunktion verwendet werden!

Anmerkung: Wollen Sie die Mischung als Tinktur einnehmen, müssen Sie sich vom Apotheker aus Tigerkraut eine Tinktur (relativ teuer) herstellen lassen (Efeu ist als Tinktur im Handel erhältlich).

Viele Rezepte zur Anregung des Geistes finden sich auch im indischen Ayurveda. Vor dem Hintergrund dieses Heilsystems entstand die in Rezept Nr. 12 beschriebene Mischung.

12
Erweitertes Rezept zur allgemeinen Anregung des Geistes

Hedera helix	*(Efeublätter)*
Hydrocotyle asiatica	*(Tigerkraut)*
Inula helenium	*(Alantwurzelpulver)*
Pimpinella anisum	*(Anis)*
Pimpinella major	*(Bibernellwurzelpulver)*
Artemisia vulgaris	*(Beifuß)*
Acorus calamus	*(Kalmuswurzelpulver)*

Aus Efeublättern und Tigerkraut zu je 2 Teilen, dem Rest zu je 1 Teil eine Teemischung bereiten. Für einen halben Liter benötigt man 2 gehäufte Esslöffel davon. Süßen, morgens und nachmittags eine große Tasse (ca. 250 ml) trinken.

Achtung: Bei Korbblütlerallergie sollten Sie Alant und Beifuß nicht verwenden!

Die Fähigkeit, zu lernen und somit auch einen Anfang zu finden, hat mit unserer Einstellung zu tun, mit Ausdauer und Fleiß; ebenso spielen Selbstzweifel und Angst eine große Rolle.

Der Lernstoff, den man sich anzueignen vorhat, weist qualitative und quantitative Aspekte auf: Zu Ersteren gehören Verständnisprobleme beim Lernen – »Ist mir zu hoch …« –, zur Quantität die oft unangemessen großen Informationsmassen, die dem Kandidaten präsent sein müssen.

Jeder praxiserfahrene Mensch wird bestätigen können, dass unsere zurzeit durchgeführten Examina zu einem großen Teil aus völlig sinnlosen Fragen bestehen. Der gesunde Menschenverstand sträubt sich deshalb heftig dagegen, mit dem Anhäufen des Informationsballasts zu beginnen, wobei der Verstand das Bestehen der Prüfung als notwendig begreift. Der Kandidat muss schon eine gewisse Art von Humor entwickeln, um bei diesem »Spiel« erfolgreich mitzumachen.

Viele Menschen sind auch so genannte Morgenmuffel. Ich halte diesen Zustand keineswegs für pathologisch, sondern sehe darin eher eine Folge der städtisch-industriellen Lebensweise, die nicht unwesentlich von den Arbeitszeiten diktiert wird. Wer das Glück hat, morgens um 6.00 Uhr energiegeladen aus dem Bett zu springen, tut sich als Angestellter viel leichter. In fast allen Firmen scheint es nämlich nicht wesentlich zu sein, wie viel oder wie gut man arbeitet, sondern wann man anwesend ist. Alle Frühaufsteher, Morgensportler und dergleichen arbeiten jedoch ab 14.00 Uhr nachweislich nicht mehr so effizient bzw. gar nicht. Besonders geistig Tätige hingegen sind oft furchtbare Morgenmuffel, produzieren dafür aber nachmittags, abends oder gar nachts umso mehr.

Für all jene, die sich zu Letzteren zählen, bietet der Rubellit eine Überlebenshilfe. Es nutzt dem angestellten Morgenmuffel, aber auch dem Kandidaten, dessen Prüfung zu Beginn des Tages anberaumt ist.

13
»Einschaltmittel« für Morgenmuffel

Rubellit D10 (Weleda), 20 ml (Roter Turmalin)

Morgens 5 Tropfen, eventuell öfter, aber nicht abends nehmen.

Anmerkung: Eine Dosis reicht fast immer für zwölf Stunden Arbeit. Der Rubellit ist daher auch ein Durchhaltemittel für Konferenzen, besonders wenn es hart auf hart geht, und bei extrem langen Prüfungen. Man sollte möglichst immer eine Flasche griffbereit haben.

Weiter geht's mit Mitteln, die uns dabei helfen, bei Lustlosigkeit einen Anfang zu finden – für Morgenmuffel und für alle, die geistige Arbeit gern hinausschieben.

14
Mittel für den lustvollen Start

Allium ursinum Dil. D3	*(Bärlauch)*
Castoreum Dil. D6	*(Bibergeil)*
Equisetum arvense Dil. D12	*(Ackerschachtelhalm)*
Kalium carbonicum Dil. D12	*(Kaliumcarbonat)*
Magnetit Dil. D12	*(Magnetit)*
Mephitis Dil. D12	*(Stinktier)*
Phosphorus Dil. D8	*(Phosphor)*
Sepia Dil. D12	*(Tintenfisch)*
Valeriana officinalis Dil. D6	*(Baldrian)*

Mischung zu gleichen Teilen. 1- bis 2-mal tgl. 20 bis 30 Tropfen, nicht abends nehmen.

Anmerkung: Bei Startproblemen ist eine vierwöchige Kur mit diesem Mittel empfehlenswert. Nicht zur Dauermedikation geeignet. Zum Auffrischen einige Tage verwenden.

Der Tee aus Rezept Nr. 15 ist für Menschen gedacht, die aus Trägheit einfach alles Unangenehme beliebig lange vor sich herschieben. Der Tee und die diätetischen Empfehlungen eignen sich in diesem Zusammenhang für den längeren Gebrauch – so lange, bis sich (hoffentlich!) eine Wirkung zeigt.

15
Tee der Selbstüberwindung

Pimpinella major	*(Bibernellwurzelpulver)*
Urtica dioica	*(Brennnessel)*
Verbena officinalis	*(Echtes Eisenkraut)*
Cnicus benedictus	*(Kardobenediktenkraut)*
Salvia officinalis	*(Salbei)*
Apium graveolens	*(Selleriesamen)*
Thymus vulgaris	*(Thymian)*

Zu gleichen Teilen eine Teemischung herstellen. Für einen halben Liter 2 gehäufte Esslöffel davon verwenden. Mit Honig süßen, eine Prise Galgant oder Pfeffer zusetzen. 2- bis 3-mal tgl. eine Tasse trinken.

ERGÄNZUNG:
Strychninum phosphoricum Glob. D6 (Strychninphosphat)
1- bis 3-mal tgl. 10 Kügelchen, nicht abends nehmen!

Anmerkungen: Zusätzlich sollte man reichlich scharfe Gewürze der exotischen Küche verwenden: Galgant, Ingwer, Tabasco, Chillies, alle Arten Pfeffer, zum Beispiel Szechuanpfeffer. Im Asienladen gibt es außer kandiertem Ingwer weitere scharfe Süßigkeiten, die in Asien auch von Kindern gern gegessen werden.

Wenn sich der Erfolg einstellt, sollte man diese Mischung nicht mehr regelmäßig verwenden.

Rezepte 13, 14 und 15 können parallel angewendet werden.

Wenn man das Gefühl hat, der zu lernende Stoff sei zu schwer (»Das schaff ich nie, ich bin zu dumm dazu, zu schwach …«), kann die Mischung zu Rezept Nr. 16 gute Dienste leisten.

16
Rezept der Selbstsicherheit

Betonica officinalis Dil. D3	*(Betonie)*
Calendula officinalis Dil. D3	*(Ringelblume)*
Cobaltum metallicum Dil. D12	*(Kobaltmetall)*
Digitoxinum Dil. D6	*(Fingerhutwirkstoff)*
Lavandula officinalis Dil. D6	*(Lavendel)*
Rosa canina Dil. D3	*(Hundsrose)*
Stannum metallicum Dil. D12	*(Zinnmetall)*
Strychninum phosphoricum Dil. D30	*(Strychninphosphat)*
Thymus vulgaris Dil. D6	*(Thymian)*
Valeriana officinalis Dil. D6	*(Baldrian)*

Mischung zu gleichen Teilen. 2-mal tgl. 20 bis 30 Tropfen.

Anmerkungen: Man sollte diese Mischung eine begrenzte Zeit lang kurmäßig verwenden, um die Psyche umzustellen, aber nicht als Dauermedikation einsetzen. Auch vor der Prüfung kann es verstärkt zur Anwendung kommen. Falls Angst in kritischen Situationen schlagartig einzusetzen pflegt, Tee oder Tinktur zur Prüfung mitnehmen.

Der Tee Nr. 15 und das homöopathische Rezept Nr. 16 können gleichzeitig verwendet werden.

Durchstarten

Beim Lernen sind Auswendiglernen und Verstehen dessen, was man studiert, untrennbar miteinander verbunden. Gelingt das Verstehen nämlich nicht in ausreichendem Maße, wird das Auswendiglernen eine qualvolle Schinderei, in mathematisch orientierten Fächern ist es gar aussichtslos. Für geistig Bewegliche kann das Auswendiglernen von riesigen Faktenmassen per se äußerst qualvoll sein.

Die derzeitige Tendenz bei Prüfungen ist überwiegend das Abfragen von auswendig Gelerntem. Sind die Fähigkeiten des Verstehens und Auswendiglernens beim Kandidaten nicht gleichmäßig entwickelt, kann man's mal mit dem Rezept Nr. 8 versuchen. Für spezifische Probleme beim »Durchstarten« stehen eine Reihe weiterer Rezepte zur Verfügung, die im Folgenden besprochen werden. Beginnen wir mit einem Mittel, das uns beim Verstehen von schriftlich vermitteltem Wissen hilft.

Es mag banal klingen, aber um einen geschriebenen Text zu verstehen, muss einem durchschnittlich intelligenten Leser die Bedeutung der Schriftzeichen bekannt sein, er muss über eine gewisse Kenntnis der Sprache verfügen, einen ausreichenden Wortschatz besitzen und bei Fachtexten in der Regel einige Vorkenntnisse zum Thema des Schriftstücks mitbringen (die man sich aber auch noch vielfach parallel aneignen kann). Ist dies alles erfüllt und der Text bleibt dennoch unverständlich, kann unter Umständen auch Folgendes der Fall sein:

1. Der Text stammt von einem Autor, der seine Gedanken nicht klar gegliedert hat und mit möglichst einfachen Worten und Sätzen nachvollziehbar vermitteln kann. Nicht wenige Texte

im Fachchinesisch aller Disziplinen muten teilweise gar verklausuliert an, besonders auch Gesetzestexte und behördliche Verordnungen.
2. Der Text ist ungeschickt formuliert – mit ähnlichen Wirkungen wie unter Punkt 1 geschildert.
3. Die Denkweise des Schreibenden ist weit entfernt von der des Lesenden. Beispiele sind Schriftstücke aus anderen Kulturen, aus der Vergangenheit oder aus dem Lehrgut hermetischer Organisationen.
4. Häufig hat es auch üble Folgen, wenn der Lesende glaubt, einen Text verstanden zu haben, aber in Wirklichkeit etwas völlig anderes dasteht als das, was er registriert hat. Hierzu gehören ganz profan das Kleingedruckte und Fallen in gewissen Verträgen, die sehr wohl auch ein versierter Jurist übersehen kann. Und nicht nur bei so genannten schlichten Gemütern zeigt sich das Phänomen, dass ihre Phantasie bei der Rezeption Bilder und Texte verändert – zugunsten einer besseren Einordnung in ihr bestehendes Weltbild.

»Durchblickmittel« helfen beim Lernen in kniffligeren Fächern, das sind diejenigen, bei denen das Verstehen für sinnvolle Fortschritte unbedingt nötig ist (Beispiele: Mathematik, Physik, Chemie, physikalische Chemie und Biochemie, Informatik).

Die Durchblickmittel sind weitgehend Hilfen zur Verbesserung des rationalen Denkens, sie regen also den Stirnlappen des Neuhirns an. Sie haben aber auch eine gewisse Wirkung auf die beiden Seiten-(Parietal-)Lappen des Neuhirns, den »Sitz« des

Gefühls und der Gedächtnisleistungen des Gehirns. Hierdurch kommt es zu einer Verbindung von Verstand, Logik und Intuition.

Einige pflanzliche Mittel, die den Geist anregen, sind in Deutschland nicht legal erhältlich, weil ihr Konsum nach dem Betäubungsmittelgesetz verboten ist. Dies gilt besonders für Kokablätter und Kokain. Vom Gebrauch solcher Mittel wird also schon aus juristischen Gründen dringend abgeraten.

17
»Durchblickmittel« zum Verstehen eines anspruchsvollen Textes

Argentum phosphoricum Dil. D12	*(Silberphosphat)*
Castoreum Dil. D6	*(Bibergeil)*
Equisetum arvense Dil. D12	*(Ackerschachtelhalm)*
Gelsemium Dil. D30	*(Gelber Jasmin)*
Indigo Dil. D12	*(Indigo)*
Inula helenium Dil. D12	*(Alant)*
Majorana Dil. D6	*(Majoran)*
Manganum phosphoricum Dil. D12	*(Manganphosphat)*
Silicium metallicum Dil. D12	*(Silizium)*
Succinum Dil. D12	*(Bernstein)*

Mischung zu gleichen Teilen. 1- bis 2-mal tgl. 20 bis 30 Tropfen.

ERGÄNZUNG:
Chrysolith Trit. D30 (Weleda)
1- bis 2-mal tgl. 1 Messerspitze.

Anmerkung: Die Aromatherapie von Rezept Nr. 8 kann auch begleitend angewendet werden.

Wenn vor Prüfungen große Mengen Formalwissens unter Hochdruck im Gehirn gespeichert werden müssen, wünschte sich so manch einer ganz sicher, es gäbe einen »Nürnberger Trichter« …

Das Rezept Nr. 18 ist zur leichteren Verankerung des Gelernten gedacht. Neurologisch werden wohl mehr Assoziationsbahnen eröffnet, die auch erhalten bleiben. Es besteht also die berechtigte Hoffnung, dass die Leistung des Gehirns besser wird.

Das Rezept ist nicht identisch mit dem »Elefantentee des Erinnerns« (Rezept Nr. 20).

18
Das »Reinschaufelrezept«

Artemisia vulgaris Dil. D6	*(Beifuß)*
Calcium fluoratum Dil. D12	*(Flussspat)*
Formica Dil. D6	*(Ameise)*
Gentiana cruciata Dil. D3	*(Kreuzblättriger Enzian)*
Magnesium silicium Dil. D12	*(Magnesiumsilikat)*
Majorana Dil. D6	*(Majoran)*
Manganum sulfuricum Dil. D12	*(Mangansulfat)*
Potentilla reptans Dil. D3	*(Kriechendes Fingerkraut)*
Veronica officinalis Dil. D6	*(Ehrenpreis)*
Zincum phosphoricum Dil. D12	*(Zinkphosphat)*

Mischung zu gleichen Teilen. 2-mal tgl., morgens und nachmittags (ca. 14.00 Uhr) 30 Tropfen. Für Kinder reicht die Hälfte. Nur bei Lerntätigkeit benutzen!

Anmerkung: Die Rezepte Nr. 18 und der Tee Nr. 20 können parallel eingenommen werden.

Um den Geist zu ordnen, brauchen wir Mittel, die strukturierend auf den Denkprozess wirken (sie helfen nicht bei krankhafter Verwirrung).

Der Geist ist luftartig beweglich. Es gibt auch das Phänomen der übergroßen Beweglichkeit; der hiervon Betroffene sprudelt über vor Ideen, aber im Gehirn herrscht ein Chaos.

Ausübende intellektuell anspruchsvoller Berufe (Künstler, Schriftsteller, Computerfreaks, Forscher, aber auch Werbefachleute) sind besonders betroffen. Um den Ideenwirrwarr praktisch nutzbar zu machen, muss das Element Luft sozusagen fixiert, also mit Erde verbunden werden. Hierzu eignen sich die Rezepte Nr. 8. und/oder 19 (sie können also auch parallel zum Einsatz kommen).

19
»Geistordnerrezept« zur Kanalisation der Ideenströme

Artemisia vulgaris Dil. D6	*(Beifuß)*
Conium Dil. D6	*(Schierling)*
Calcium fluoratum Dil. D12	*(Flussspat)*
Dipsacus silvestris Dil. D6	*(Wilde Karde)*

Equisetum arvense Dil. D12	*(Ackerschachtelhalm)*
Indigo Dil. D12	*(Indigo)*
Mandragora officinalis Dil. D12	*(Alraune)*
Quarz Dil. D12	*(Bergkristall)*
Resina laricis Dil. D12	*(Lärchenharz)*
Valeriana D6	*(Baldrian)*

Mischung zu gleichen Teilen. 2-mal tgl. 20 bis 30 Tropfen.

Anmerkung: Das Mittel kann intensive Träume hervorrufen.

Alles Wahrgenommene ist wie gesagt in beiden Hirnhälften für die gesamte Lebensspanne eines Menschen gespeichert; wahrscheinlich sind die Informationen an einer Vielzahl von Stellen lokalisiert. Zur Gedächtnisaktivierung muss nun das Luftelement aktiviert werden. Hierzu eignen sich viele Doldenblütler (Umbelliferen) und Efeugewächse (Araliazeen).

Das Rezept Nr. 20 ist nicht für eine therapeutische Behandlung gedacht oder für Vergesslichkeit, die von Krankheiten verursacht wird, sondern zur Auffrischung früher gelernter Wissensinhalte.

20
Elefantentee des Erinnerns

Angelica silvestris	*(Engelwurz)*
Pimpinella major	*(Bibernellwurzelpulver)*
Centella asiatica	*(Tigerkraut)*

Anthriscus cerefolium	*(Kerbel)*
Artemisia vulgaris	*(Beifuß)*
Hedera helix	*(Efeublätter)*
Salvia officinalis	*(Salbei)*
Origanum majorana	*(Majoran)*

Zu gleichen Teilen eine Teemischung herstellen. Für einen halben Liter benötigt man 2 gehäufte Esslöffel dieser Mischung. Einen halben bis drei viertel Liter Tee zubereiten. 2 bis 3 Tassen pro Tag, allerdings nicht spätabends trinken.

Anmerkung: Den Tee Nr. 20 und die homöopathische Mischung zu Rezept Nr. 18 kann man gleichzeitig anwenden.

Durchhalten

Der Kandidat will aufgeben, denn ihm »reicht's jetzt endgültig…«. Rezept Nr. 21 ist für all jene gedacht, die sich Monate und Jahre durch eine anspruchsvolle geistige Tätigkeit gequält haben und jetzt kurz vor dem Erreichen des Ziels alles hinwerfen wollen: Der Schüler will sein Abitur nicht mehr machen, er hat lange auf die Prüfung hin gelernt und sieht nun unüberwindbare Mauern vor sich; der Doktorand kann seine Dissertation abschließen, wenn er durchhält und nur noch die letzten zwei Monate daran arbeitet – und ähnlich gelagerte Fälle.

21
Das »Mir-reicht's«-Rezept

Aqua marina Dil. D6	*(Meerwasser)*
Mephitis Dil. D12	*(Stinktier)*
Bryonia Dil. D6	*(Zaunrübe)*
Chamomilla Dil. D30	*(Kamille)*
Corallium rubrum Dil. D6	*(Rote Koralle)*
Eleutherococcus senticosus Dil. D12	*(Taigawurzel)*
Equisetum arvense Dil. D12	*(Ackerschachtelhalm)*
Manganum peroxydatum Dil. D6	*(Manganperoxyd)*
Sepia Dil. D30	*(Tintenfisch)*
Patchouli Dil. D30	*(Patschulikraut)*

Mischung zu gleichen Teilen. 3-mal tgl. 30 Tropfen; bei Verbesserung der Stimmung seltener einnehmen.

Der Geist ist im Grunde unermüdlich, das Gehirn arbeitet wie gesagt Tag und Nacht. Bei Unkonzentriertheit, Desinteresse oder Lustlosigkeit sind eher seelische Zustände ausschlaggebend. Ist man erschöpft und kann deshalb nicht weitermachen, hat dies körperliche Ursachen. Wenn »der Geist willig, aber das Fleisch (und/oder die ›Seele‹) schwach« ist, können uns Durchhaltemittel helfen.

Bei Anwendung derselben geht einem »die Luft« dann erst einige Stunden später aus (gewöhnlich vier Stunden). Diese Mittel sollte man unter keinen Umständen dauernd nehmen. Fühlt man sich aus beruflichen Gründen gezwungen, sie häufig zu verwenden, sollte man sich Urlaubsphasen gönnen, in denen man von ihnen keinen Gebrauch macht.

22
Tränklein des körperlichen Durchhaltens

Pimpinella major	*(Bibernellwurzelpulver)*
Anethum graveolens	*(Dillkraut)*
Quercus robur	*(Eichenrinde oder Eichenblätter)*
Eleutherococcus senticosus	*(Taigawurzel)*
Acorus calamus	*(Kalmuswurzelpulver)*
Thymus serpyllum	*(Quendel)*
Salvia officinalis	*(Salbei)*
Hyssopus officinalis	*(Ysop)*

Zu gleichen Teilen eine Teemischung herstellen. Für einen halben Liter benötigt man 2 gehäufte Esslöffel davon. Einen halben bis drei viertel Liter pro Tag schluckweise trinken.

Anmerkungen: Nicht nach 18.00 Uhr anwenden und ab und zu mehrtägige Pausen einlegen, zum Beispiel nach vier Wochen diesen Tee eine Woche lang nicht trinken.

Dieser Tee ist geeignet für Zeitgenossen mit einer Arbeitswoche von achtzig und mehr Stunden, für berufstätige Mütter und bei berufsbedingter Reisetätigkeit (Jetlag).

23
Rezept zum seelischen Durchhalten

Arsenum metallicum Dil. D12	*(Arsen)*
Calendula officinalis Dil. D6	*(Ringelblume)*
Cobaltum metallicum Dil. D12	*(Kobaltmetall)*
Ginseng Dil. D30	*(Ginseng)*
Lavandula Dil. D6	*(Lavendel)*
Piper methysticum Dil. D6	*(Rauschpfeffer)*
Potentilla anserina Dil. D3	*(Gänsefingerkraut)*
Tribulus terrestris Dil. D3	*(Bürzeldorn)*
Valeriana Dil. D6	*(Baldrian)*
Verbena officinalis Dil. D6	*(Eisenkraut)*

Mischung zu gleichen Teilen. 2-mal tgl. morgens und nachmittags (16.00 Uhr) 20 bis 30 Tropfen.

ERGÄNZUNG:
Vivianit Trit. D6 (Weleda)
2-mal tgl. 1 Messerspitze.

Anmerkungen: Man sollte diese Mittel spätestens fünf Stunden vor dem Zubettgehen zum letzten Mal anwenden.
Die Rezepte Nr. 22 und 23 können gleichzeitig verwendet werden.

Die genannten Durchhaltemittel sind ebenso geeignet, wenn man Angst vor dem eigenen Weiterdenken hat, weil brisante Schlüsse bevorstehen. Es sind also auch die Mittel der »mentalen Frechheit« und des »Weitergehens im Geiste«.

Das Teufelskarussell aus wachsender Lernstoffmasse, zunehmender Abstraktheit des zu bewältigenden Pensums und Termindruck dreht sich immer schneller. Das fängt schon in der Grundschule an, steigert sich in höherer und Hochschule und kann in geistig orientierten Berufen zum Albtraum werden.

Viele Prüfungskandidaten unter meinen Klienten behaupten, nur wenige Stunden am Tag konzentriert geistig arbeiten zu können, wegen der engen Termine seien aber wohl zwölf Stunden notwendig.

Nach den Vorstellungen der chinesischen Medizin liegt in solchen Fällen häufig ein Mangel an Lebensenergie mit gleichzeitiger nervöser Reizbarkeit vor (der Betroffene dreht schon bei Kleinigkeiten durch, kriegt Kopfweh, Schulkopfweh, macht »Szenen« etc.). Schwierigkeiten in der Schule und beim Studium gehören zu den wichtigsten und schwerwiegendsten Problemen. Nicht nur das Anregen des Geistes ist deshalb von größter Bedeutung, sondern auch der richtige Einsatz der Geistenergie.

Zu den hier wirksamen Hilfsmitteln gehören die so genannten Adaptogene. Dies sind pflanzliche Stoffe, mit deren Hilfe sich Extremsituationen durchstehen lassen, die sonst unerträglich wären. Adaptogene helfen bei körperlicher Schwerstarbeit, Akkordleistungen (Fehlerrückgang), Klimaextremen, Belastung durch elektromagnetische Felder, Strahlung, Lärm, Extrembelastung durch die »lieben Mitmenschen«, Nachtarbeit, Konfrontation durch Ausnahmesituationen usw. Mit anderen Worten: Jeder sollte einige Adaptogene kennen und idealerweise auch in seiner Hausapotheke vorrätig haben; er wird sie garantiert bald brauchen. Die Entdeckung adaptogener Eigenschaften geschah bei der Untersuchung der Taigawurzel (Eleutherococcus senticosus), von vielen als »Superginseng« bezeichnet.

Rezepte zum Durchhalten sind bereits unter Nr. 21, 22 und 23 angegeben. Kommt zu einer anstrengenden geistigen Tätigkeit noch Termindruck (Prüfung, Abgabetermin) hinzu, sind die Mittel aus den Rezepten Nr. 24 und 25 zu empfehlen.

24
Tränklein des Durchhaltens im Geiste

Inula helenium	*(Alantwurzelpulver)*
Pimpinella anisum	*(Anis)*
Anthriscus cerefolium	*(Kerbel)*
Galium verum	*(Gelbes Labkraut)*
Origanum majorana	*(Majoran)*
Geum urbanum	*(Nelkenwurz, Wurzel)*
Rosa centifolia	*(Rosenblüten)*
Hyssopus officinalis	*(Ysop)*

Zu gleichen Teilen eine Teemischung bereiten. Für einen halben Liter benötigt man 2 gehäufte Esslöffel davon. Eine Prise Kardamom zusetzen. Tee mit Honig süßen. Erwachsene tgl.

2 bis 3 große Tassen (je ca. 250 ml), Kinder 2 bis 3 kleine. Tee nicht abends trinken!

Bei rascher geistiger Erschöpfung empfiehlt sich Rezept Nr. 25. Die Mittel und ihren spezifischen Nutzen kennt man in der Homöopathie schon seit über hundert Jahren. Man kann die Mischung als Ergänzung zu Rezept Nr. 24 oder allein anwenden.

25
Homöopathisches Rezept zum Durchhalten im Geiste

Abrotanum Dil. D3	*(Eberraute)*
Aqua marina Dil. D6	*(Meerwasser)*
Calamus aromaticus Dil. D3	*(Kalmus)*
Calcium hypophosphorosum Dil. D6	*(Calciumhypophosphit)*
Equisetum arvense Dil. D12	*(Ackerschachtelhalm)*
Hydrocotyle asiatica Dil. D3	*(Tigerkraut)*
Kalium tartaricum Dil. D6	*(Weinstein)*
Paris Dil. D6	*(Einbeere)*
Rauwolfia Dil. D30	*(Rauwolfia)*
Valeriana Dil. D6	*(Baldrian)*

Mischung zu gleichen Teilen. 2-mal tgl. 30 Tropfen, Kinder 15 Tropfen. Nicht abends nehmen.

Anmerkungen: Dieses Rezept soll das Abirren der Gedanken vom zu bearbeitenden Thema reduzieren und den Denkprozess beschleunigen.

Mittel nur bei Termindruck verwenden, nicht zur Dauermedikation. Bei lang dauerndem Termindruck monatliche Pausen in der Einnahme einhalten.

Abschalten

Bei täglicher, intensiver und lang anhaltender geistiger Tätigkeit – der Prüfungskandidat quält sich pro Tag zwölf bis vierzehn Stunden ab, und das monatelang, oder ein Projekt muss unter Termindruck durchgezogen werden – ist es nichts Ungewöhnliches, wenn dem Geist das »Wiederabschalten« misslingt. Das Einschlafen kann unmöglich werden, ebenso das Durchschlafen. Oder Albträume spiegeln berufliche Probleme und Versagensängste des Betroffenen wider.

26
Tränklein zur nächtlichen Erholung

Valeriana officinalis	*(Baldrianwurzel)*
Veronica officinalis	*(Ehrenpreiskraut)*
Avena sativa	*(Haferstroh)*
Calluna vulgaris	*(Heidekraut, Erikablüten)*
Humulus lupulus	*(Hopfenblüten)*
Passiflora incavuata	*(Passionsblume)*

Zu gleichen Teilen zu einer Teemischung verarbeiten. Für einen halben Liter benötigt man 2 gehäufte Esslöffel davon. Abends eine große Tasse (ca. 250 ml), in Extremfällen 2 Tassen im Abstand von drei viertel bis einer Stunde verwenden.

Ein hervorragendes homöopathisches Fertigarzneimittel zum Ein- und Durchschlafen ist »Bryophyllum Argento cultum« der Firma Weleda (Rezept Nr. 27). Die Rezepte 26 und 27 können gleichzeitig verwendet werden.

27
Homöopathisches Mittel für die Nachtruhe

Bryophyllum Argento cultum Dil. D3 (Weleda)

Eine halbe Stunde vor dem Zubettgehen 5 Tropfen. Falls dann immer noch kein Einschlafen möglich ist, nochmals 5 Tropfen nehmen. Flasche ans Bett stellen. Bei nächtlichem Aufwachen 5 Tropfen. Falls Schlaf ausbleibt, nach 15 Minuten nochmals 5 Tropfen. Dosis für Kinder: je 2 bis 3 Tropfen.

Mit dem Rezept Nr. 27 konnte ich innerhalb von weniger als drei Wochen einem Patienten helfen, der etwa zwanzigmal pro Nacht aufwachte. Bleiben die Rezepte Nr. 26 und 27 wirkungslos, ist die Hilfe durch den Neurologen erforderlich.

Schule und Studium

Die Entwicklung des kindlichen Geistes

Sind Sechsjährige noch nicht reif zur Einschulung, so ist dies keineswegs immer ein Zeichen von Minderbegabung. Der Geist braucht seine Zeit und Muße, um sich entwickeln zu können.

Versucht man, diesen Prozess gewaltsam zu beschleunigen, muss man mit schweren Schäden der Persönlichkeit bzw. der Seele rechnen. Ein vorzeitiges geistiges Ausbrennen ist dann programmiert.

Kinder bis sechs Jahre sollten unter keinen Umständen per Selbstmedikation mit Mitteln behandelt werden, die bei gesunden Heranwachsenden die geistige Entwicklung beschleunigen. Nur der Heilkundige kann die Diagnose »verzögerte geistige Entwicklung« stellen und die notwendigen Arzneien auswählen.

Der Homöopath verwendet beispielsweise Capsicum, Calcium carbonicum, Barium carbonicum, Graphites, Calcium hypophosphorosum, »Equisetum limosum/Rubellit« (Weleda), »Apis regina comp.« (Wala) usw.

Da bei Entwicklungsproblemen unbedingt eine individuelle professionelle Behandlung notwendig ist, wird hier kein allgemeines Rezeptbeispiel dafür vorgestellt.

Lehrer und Schüler

Zahlreiche Fehlentwicklungen in unserer Gesellschaft haben unter anderem dazu geführt, dass ein so unentbehrlicher Beruf wie der des Lehrers in vielen Fällen zum Martyrium für die Ausübenden geworden ist. Sind die Schulleistungen ihrer Kinder nicht ausreichend, so tendieren die Eltern dazu, die Schuld bei Schule und Lehrer zu suchen, nicht bei ihren Sprösslingen oder gar in der häuslichen Situation.

In München haben wir beispielsweise einige schicke Stadtviertel, in denen ebenso schicke Leute aus den Kreisen von

Wirtschaft, Gesellschaft oder Kultur domizilieren. Unter deren Nachkommenschaft finden sich arg viele völlig Unbegabte und schwer Verhaltensgestörte. Die Schulen in diesen Gegenden sind von den meisten Lehrern gefürchtet. Die Verblendung der Eltern leistungsschwacher Kinder kann sich manchmal sogar bis zu Fällen steigern, in denen sie ihre Kinder für überbegabt halten, obwohl diese eigentlich in eine Sonderschule gehörten. Gegen Schule und Lehrer der Problemkinder hagelt es dann Anzeigen oder ähnliche heftige Anwürfe.

Außer einer notwendigen psychotherapeutischen Unterstützung bei Verhaltensstörung (leider wären die wahren Patienten gewöhnlich die Eltern, nicht die Kinder), kann man für Nichtdebile mit innerlich angewandten Mitteln einiges tun. Denn in der Mehrzahl der Fälle vermögen diese Arzneien der Naturheilkunde die Schulleistungen beträchtlich zu steigern und zu stabilisieren. Dies gilt besonders für Leistungsschwäche in nur einzelnen Fächern, zum Beispiel Mathematik. Eine Kombination von unterstützenden innerlichen Mitteln und Nachhilfe ist unbedingt empfehlenswert.

Fallen die Schulleistungen einer Sechzehnjährigen wegen ihres ersten Liebeskummers stark ab, so muss man nicht dem Geist auf die Sprünge helfen, sondern die Psyche stabilisieren.

Nebenbei bemerkt: Mein Rekordfall brachte bei innerlicher Behandlung mit den hier genannten Mitteln eine Verbesserung aller Noten um durchschnittlich zwei Grade.

Zur Lösung von Schulproblemen Ihrer Kinder brauchen Sie unbedingt sachkundige Helfer. Es sind dies ein kooperativer Lehrer, der Schulpsychologe sowie ein Naturheilkundiger, der die zeitgenössische Homöopathie ausübt und sich in Nosodentherapie, der Ausleitung und dem Erstellen individueller Rezepte auskennt. Von Nutzen kann auch die Konsultation eines anthroposophischen Arztes sein, da sich die anthroposophische Medizin von Anfang an viel mit Kindern beschäftigt und entsprechend hervorragende unschädliche Arzneimittel für sie geschaffen hat.

In Rezept Nr. 28 ist nun eine Mixtur für die Zusammenarbeit zwischen Lehrern und Schülern wiedergegeben. Dieses Tränklein ist dazu gedacht, dem Lehrer das Vermitteln des Lernstoffs und den Schülern dessen Aufnahme zu erleichtern. Der Tee wirkt auch günstig auf die gesamte Stimmung im Klassenzimmer bzw. auf die gegenseitige Einstellung.

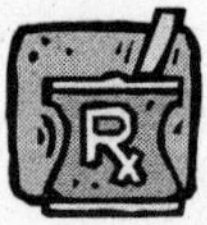

28
Lehrer-Schüler-Tee

Inula helenium	*(Alantwurzelpulver)*
Turnera aphrodisiaca	*(Damiana)*
Anethum graveolens	*(Dillspitzen)*
Verbena officinalis	*(Eisenkraut)*
Acorus calamus	*(Kalmuswurzelpulver)*
Anthriscus cerefolium	*(Kerbel)*
Illicium verum	*(Sternanis, Bruch oder Pulver)*

Zu gleichen Teilen eine Teemischung zubereiten. Pro große Tasse (ca. 250 ml) einen gestrichenen Esslöffel der Mischung verwenden. Tee süßen und etwas Vanillepulver zusetzen. Tagsüber insgesamt einen halben Liter schluckweise trinken; nicht spätabends.

Anmerkung: Am besten wäre ein gemeinsamer Gebrauch im Klassenzimmer durch Lehrer und Schüler.

Verhaltensauffälligkeit

Eine professionelle Betreuung durch Schulpsychologen, Verhaltenstherapeuten oder ähnliche Spezialisten ist bei Verhaltensauffälligkeiten von Schülern unentbehrlich. Wahre Wunder wirken kann in vielen Fällen aber auch eine Behandlung durch einen ausreichend qualifizierten Homöopathen. Dieser muss eine gründliche Anamnese (das ist die Aufnahme der Patientenvorgeschichte bzw. seiner Lebensumstände) durchführen, die zeitgenössische Homöopathie einschließlich Nosoden kennen und eine ausreichend große Berufserfahrung haben (Nosoden sind Arzneimittel, die aus erkrankten Organen, Eiter oder Ähnlichem hergestellt und homöopathisch verdünnt zur Behandlung des jeweils gleichen Leidens oder zur Impfung angewandt werden). Die Therapie mit den Nosoden Luesinum, Medorrhinum und den verschiedenen Tuberkulinen ist ausschließlich Sache des Fachmanns.

Die Verhaltensauffälligkeit hat die verschiedensten Gründe, meist liegen mehrere gleichzeitig vor. Häufige Ursachen sind zum Beispiel schwere Erziehungsfehler der Eltern, Wohlstandsverwahrlosung, Aufwachsen in einer für Kinder ungeeigneten Umgebung, fehlender Kontakt zur Natur, Lärm, Umweltgifte, Vergiftung der Kinder schon im Mutterleib durch zu starke

Arzneimittel (»chemische Keulen«), Impfschäden, besonders durch Impfungen im ersten Lebensjahr und Mehrfachimpfungen (die Folgen bekommt meist der Naturheilkundige in seiner Praxis zu sehen, seltener der Schulmediziner). Multiple Allergien infolge der Belastung von Chemikalien aus der Umwelt und des Impfwesens werden häufig nur von Therapeuten erkannt, die über solide immunologische Kenntnisse verfügen. Die allergische Diathese ist möglicherweise die häufigste Ursache einer Verhaltensauffälligkeit (unter einer Diathese versteht man die besondere Bereitschaft des Körpers zu bestimmten krankhaften Reaktionen). Die Neurodermitis, derzeit angeblich bei einem Drittel der Münchner Schulanfänger zu beobachten, dürfte ebenfalls von den genannten Belastungen der Kinder ausgegangen sein.

Nicht zuletzt ist die Ursache von Verhaltensauffälligkeit in manchen Fällen eine Psychose. Deshalb sollte der Therapeut möglichst eine Familienanamnese erstellen. Eine kassenärztlich übliche Therapie mit Behandlungsterminen von wenigen Minuten ist hier völlig sinnlos.

Das Rezept Nr. 29 kann nur ein begleitendes Hilfsmittel zur Unterstützung der oben genannten professionellen Therapiemaßnahmen und keine Grundbehandlung sein!

29 Begleitendes Mittel bei Verhaltensauffälligkeit

Aloe Dil. D12	*(Aloe)*
Betonica Dil. D3	*(Betonie)*
Chlorpromazinum Dil. D12	*(Chlorpromazin)*
Echinacea Dil. D12	*(Sonnenhut)*
Histaminum hydrochloricum Dil. D12	*(Histamin)*
Magnolia grandiflora Dil. D3	*(Magnolienblüte)*
Manganum metallicum Dil. D12	*(Manganmetall)*
Paris Dil. D6	*(Einbeere)*
Stannum metallicum Dil. D12	*(Zinnmetall)*
Zincum phosphoricum Dil. D12	*(Zinkphosphat)*

Mischung zu gleichen Teilen. Kinder 2-mal tgl. 10 bis 15 Tropfen, eventuell 2-mal tgl. 20 Tropfen.

»Null Bock« auf Schule, Uni, Beruf

Die alleinige Anwendung des Rezepts Nr. 30 macht nicht aus kriminellen Jugendlichen und »Randgruppen«-Mitgliedern Musterkinder. Es ist vielmehr für Menschen gedacht, bei denen allmählich ein Überdruss angewachsen ist, der zum Wunsch geführt hat, etwas anderes zu lernen oder zu tun. Während das Rezept Nr. 21 – »Mir reicht's« – einen spontanen Fehlentschluss verhindern soll, ist der »Interessenwecker« für diejenigen konzipiert, die sich lustlos abquälen, wobei sie die Notwendigkeiten der Situation verstandesmäßig einsehen. Dieses Rezept soll auch einseitiges Interesse ausgleichen.

30
Der Interessenwecker

Abrotanum Dil. D6	*(Eberraute)*
Aqua marina Dil. D6	*(Meerwasser)*
Bellis Dil. D3	*(Gänseblümchen)*
Calcium carbonicum Dil. D12	*(Austernschale)*
Carduus benedictus Dil. D3	*(Kardobenediktenkraut)*
Chamaedrys Dil. D6	*(Echter Gamander)*
Ferrum metallicum Dil. D12	*(Eisenmetall)*
Chininum arsenicosum Dil. D6	*(Chininarsenit)*
Pimpinella alba Dil. D3	*(Bibernelle)*
Serpyllum Dil. D3	*(Quendel)*

Mischung zu gleichen Teilen; 2-mal tgl. 20 bis 30 Tropfen, Kinder 2-mal tgl. 10 -15 Tropfen.

ERGÄNZUNGSMITTEL:
Siderit Trit. D8 (Weleda)
2-mal tgl. 1 Messerspitze.

Das Phänomen des Begabungsspektrums

Jeder Mensch kann verschiedene Dinge verschieden gut. Ein Teil der Intelligenten sind manuell extrem ungeschickt, andere sind intelligent, aber denkfaul; höhere Mathematik, Fahrpläne und Landkarten können (in Industrieländern durch anthropologische Forschung belegt) nur die Hälfte der Bevölkerung verstehen usw. Aus bisher unbekannten Gründen sind die einzelnen Begabungen ganz unterschiedlich häufig. Es gibt beispielsweise viel zu wenig mathematisch Begabte, was immer wieder zum Mangel an Fachkräften im Ingenieurwesen führt.

Bestimmte Begabungskombinationen sind häufig, andere selten. Zum Klischee geworden ist der weltfremde Mathematiker, der einen miserablen Pädagogen abgibt; der gute Chemiker tut sich oft schwer mit Mathematik und Physik; Ärzte sind häufig begabte Maler oder Musiker, aber nur selten firm in Chemie. Vergleichbar verhält es sich mit dem Schüler, der mit einem Teil der Fächer sehr gut zurechtkommt, mit anderen aber schlecht.

Es macht Sinn, wenn man versucht, Begabungslücken einigermaßen zu schließen. Ein wissenschaftlich arbeitender Mediziner beispielsweise, der zudem ein guter Chemiker und/oder Physiker ist, kann zu völlig neuen Erkenntnissen auf seinem eigentlichen Arbeitsgebiet kommen und in Fachkreisen Weltruhm erlangen. Deshalb sollte man ernsthaft über Methoden zur Harmonisierung der Talente nachdenken.

Außer geistigen Übungen gibt es auch Arzneien, mit deren Hilfe man diesem Ziel näher kommen kann. Sie sind im Folgenden nach dem jeweiligen Fachgebiet geordnet.

31
Tee der Namen und der Sprache

Artemisia vulgaris	*(Beifuß)*
Turnera aphrodisiaca	*(Damiana)*
Veronica officinalis	*(Ehrenpreis)*
Avena sativa	*(Hafer)*

Melissa officinalis	*(Melisse)*
Pogostemon cablin	*(Patschulikraut)*
Rosa centifolia	*(Rose)*
Salvia officinalis	*(Salbei)*
Primula veris	*(Schlüsselblumenblüte)*
Plantago lanceolata	*(Spitzwegerich)*

Zu gleichen Teilen eine Teemischung zubereiten. Für einen halben Liter benötigt man 2 gehäufte Esslöffel. Einen halben bis drei viertel Liter Tee kochen. Kinder 2- bis 3-mal tgl. eine Tasse. Erwachsene 2- bis 3-mal tgl. eine große Tasse (ca. 250 ml).

32
Rezept der Namen und der Sprache

Aqua marina Dil. D6	*(Meerwasser)*
Calcium fluoratum Dil. D12	*(Flussspat)*
Guajacum Dil. D6	*(Guajakbaumharz)*
Hedera helix Dil. D6	*(Efeu)*
Majorana Dil. D6	*(Majoran)*
Manganum sulfuricum Dil. D12	*(Mangansulfat)*
Muira puama Dil. D6	*(Potenzholz)*
Phosphorus Dil. D12	*(Phosphor)*
Sepia Dil. D12	*(Tintenfisch)*
Valeriana Dil. D6	*(Baldrian)*

Mischung zu gleichen Teilen; 1- bis 2-mal tgl. 20 bis 30 Tropfen, nicht abends nehmen.

Die Rezepte Nr. 31 und Nr. 32 können gemeinsam verwendet werden. Sie sind zur Intensivierung des Gedächtnisses für Worte sowie Eigennamen und zum Erlernen fremder Sprachen geeignet. Sie erleichtern allgemein den erneuten Zugang zu Halbvergessenem.

Selbstverständlich helfen sie ebenfalls bei einer Verringerung des Namensgedächtnisses im hohen Alter und beim erschwerten Sprachenlernen in der zweiten Lebenshälfte.

Nicht gedacht ist an die Behandlung der Symptome degenerativer Leiden des Gehirns im Verlauf schwerer neurologischer Erkrankungen. Es eignet sich ebenso wenig für Menschen, die als Blender nur wortgewaltig auftreten möchten.

Rechenschwäche

Der Rechenschwache ist eigentlich fast immer intelligent und kann sich trotz seiner »Minderbegabung« auf diesem Gebiet im alltäglichen Leben sehr gut zurechtfinden. Probleme hat er mit Mathematik als Pflichtfach in der höheren Schule und insbesondere bei der Berufswahl, weil viele interessante Tätigkeiten mathematische Begabungen und Kenntnisse voraussetzen.

Wie gesagt sind der chronische Mangel an qualifizierten Ingenieuren und die Situation in der Informationstechnologie-(IT-)Branche hierzulande unter anderem auf die so weit verbreitete mathematische Minderbegabung zurückzuführen. Mathe- und Computerfreaks gerieren sich zudem oft als »Sonderlinge«, die als Lehrer und Dozenten nicht fähig sind, weniger Begnadeten ihr Wissen zu vermitteln.

Mit innerlich angewandten Arzneien allein kann man nicht

mathematisch Unterbegabte für IT- und ähnliche Berufe fit machen, aber jede Förderung der Lernfähigkeit bringt auch auf diesem Gebiet größere Fortschritte.

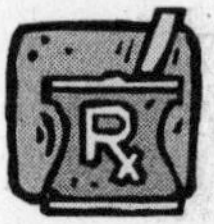

33
Rezeptur für Rechenschwache

Buxus sempervirens Dil. D3	*(Buchsbaum)*
Calcium fluoratum Dil. D12	*(Flussspat)*
Cuprum phosphoricum Dil. D12	*(Kupferphosphat)*
Galbanum Dil. D6	*(Galbanum)*
Guajacum Dil. D6	*(Guajakbaumharz)*
Manganum sulfuricum Dil. D12	*(Mangansulfat)*
Rauwolfia Dil. D30	*(Rauwolfia)*
Silicea Dil. D12	*(Kieselsäure)*
Triticum repens Dil. D6	*(Quecke)*
Stannum metallicum Dil. D12	*(Zinnmetall)*

Mischung zu gleichen Teilen; 1- bis 2-mal tgl. 20 bis 30 Tropfen, Kinder 1-mal tgl. 10 Tropfen, vor Prüfungen 2-mal tgl. verwenden.

Anmerkungen: Es empfiehlt sich, zusätzlich einen Türkis und/oder Lapislazuli zu tragen, bei Lapislazuli sollte man den pyrithaltigen verwenden.

Bei Rechenschwäche unentbehrlich ist die Nosode Luesinum D30 oder D200. Diese sollten Sie aber keinesfalls anwenden, ohne vorher einen Spezialisten der Naturheilkunde zu Rate gezogen zu haben. Nosoden dürfen unter keinen Umständen in falschen Potenzen oder zu oft verabreicht werden.

Legasthenie

Die Legasthenie ist – leider – nach wie vor ein ganz aktuelles Thema. Die Betroffenen haben Schwierigkeiten beim Lesen und Schreiben, sie schreiben Buchstaben seitenverkehrt, setzen Buchstaben und Silben falsch aneinander, wobei die Fehler stark schwankend auftreten, und Ähnliches.

Man nimmt an, dass derzeit 20 Prozent der Bevölkerung Anzeichen von Legasthenie aufweisen. Die starke Zunahme lässt darauf schließen, dass eine der Hauptursachen in der wachsenden (stofflichen und/oder immateriellen) Umweltbelastung zu suchen ist. »Lese-Rechtschreib-Schwache« sind nämlich durchweg intelligent, und sie verstehen es in der Regel, ihre Schwäche ausgezeichnet zu kompensieren. Das Problem des Legasthenikers besteht vor allem in seiner Schulauffälligkeit, die zu einer Unterschätzung seiner Talente und Fähigkeiten führt.

Eine fachlich qualifizierte Betreuung, die durch die Anwendung nachstehend genannter Rezepturen begleitend unterstützt werden kann, ist hier unbedingt erforderlich.

34
Unterstützender Tee bei Legasthenie

Ocimum basilicum (*Basilikum*)
Veronica officinalis (*Ehrenpreis*)
Avena sativa (*Haferkraut*)

Acorus calamus	*(Kalmuswurzelpulver)*
Galium verum	*(Echtes Labkraut)*
Lavandula angustifolia	*(Lavendel)*
Primula veris	*(Schlüsselblumenblüten)*
Rosa centifolia	*(Rosenblüten)*
Crataegus spp.	*(Weißdornblüten)*

Zu gleichen Teilen zu einer Teemischung verarbeiten. Für einen halben Liter benötigt man 2 gehäufte Esslöffel davon. Kinder trinken morgens und abends je 1 Tasse, Erwachsene 2 große Tassen (je ca. 250 ml).

35
Hilfe bei Legasthenie

Ambra Dil. D8	*(Ambra)*
Argentum phosphoricum Dil. D12	*(Silberphosphat)*
Asafoetida Dil. D6	*(Stinkasant)*
Calcium fluoratum Dil. D12	*(Flussspat)*
Cimicifuga Dil. D6	*(Silberkerze)*
Gelsemium Dil. D12	*(Gelber Jasmin)*
Mephitis Dil. D12	*(Stinktier)*
Natrium sulfuricum Dil. D12	*(Natriumsulfat/Glaubersalz)*
Spigelia Dil. D12	*(Spigelienkraut)*
Titanum metallicum Dil. D12	*(Titanmetall)*

Mischung zu gleichen Teilen. Kinder 1-mal tgl., evtl. 2-mal tgl. 10 Tropfen.

ERGÄNZUNGSMITTEL:
Chrysolith Trit. D30 (Weleda)
1-mal tgl. 1 Messerspitze.

Anmerkung: Rezepte Nr. 34 und 35 können gemeinsam verwendet werden.

Konzentrationsprobleme im Unterricht

Das Rezept Nr. 36 ist für Schüler gedacht, die keineswegs weniger intelligent als der gute Durchschnitt sind, deren Mentalität aber nicht den vielfach realitätsfernen Anforderungen des derzeitigen Schulsystems entspricht. Bei diesen Schülern ist der »Goodwill« zur aktiven Teilnahme am Unterricht vorhanden, wird aber nicht lange genug aufrechterhalten.

36
Rezept zur Verbesserung der Konzentration

Acidum phosphoricum Dil. D6	*(Phosphorsäure)*
Ambra Dil. D6 oder D8	*(Ambra)*
Angelica archangelica Dil. D6	*(Erzengelwurz)*
Aquilegia vulgaris Dil. D3	*(Akelei)*
Avena sativa Dil. D3	*(Hafer)*
Calcium fluoratum Dil. D12	*(Flussspat)*
Bellis Dil. D3	*(Gänseblümchen)*
Ignatia Dil. D30	*(Ignatiusbohne)*
Scutellaria lateriflora Dil. D6	*(Helmkraut)*
Vanilla Dil. D6	*(Vanille)*

Mischung zu gleichen Teilen. Kinder nehmen 2-mal tgl. 15 Tropfen.

ERGÄNZUNG:
»Meteoreisen/Phosphor/Quarz« Glob. (Wala)
und/oder
»Roseneisen« Glob. (Wala)
2-mal tgl. 5 Glob., nicht spätabends nehmen.

Schulkopfweh, der »Muskelkater des Geistes«

Schon seit Einführung der Schulpflicht traten immer wieder viele Fälle von so genanntem Schulkopfweh auf. In einigen alten Büchern der Naturheilkunde finden sich deshalb regelmäßig Behandlungsvorschläge dieser bis dato aktuellen Beschwerden.

37
Rezept gegen den Kopfdruck bei geistigem Arbeiten

Abrotanum Dil. D3	*(Eberraute)*
Aqua marina Dil. D6	*(Meerwasser)*
Betula alba Dil. D3	*(Birke)*
Calcium phosphoricum Dil. D6	*(Calciumphosphat)*
Cuprum metallicum Dil. D12	*(Kupfermetall)*
Gelsemium Dil. D12	*(Gelber Jasmin)*
Paris quadrifolia Dil. D6	*(Einbeere)*
Rosa canina Dil. D3	*(Heckenrose)*
Zincum metallicum Dil. D12	*(Zinkmetall)*

Mischung zu gleichen Teilen, für Kinder 3-mal tgl. 10 Tropfen, für Studenten 3-mal tgl. 20 bis 30 Tropfen.

Ergänzungsmittel:
Vivianit Trit. D6 (Weleda)
1- bis 2-mal tgl. 1 Messerspitze.

Anmerkung: Dieses Rezept sollte man nicht regelmäßig, sondern nur in Perioden gesteigerter geistiger Belastung anwenden.

Wenn der Groschen trotzdem einfach nicht fällt …

… fehlt in der Regel bloß eine Kleinigkeit in den Assoziationsvorgängen im Neuhirn. Anscheinend sind an dieser Leistungseinschränkung des Gehirns oft Toxine beteiligt. Diese können zugeführte Gifte sein (Impfschaden) oder durch Fehlreaktionen des Stoffwechsels gebildet werden. Jedenfalls ließen sich so die Erfolge mit den wichtigsten Nosoden bei Schulproblemen erklären.

Es gibt weitere Anwendungen der Kräuterheilkunde und der Homöopathie, die die Denkvorgänge günstig beeinflussen. Zur Beratung, wie eine solche Behandlung bei Schulkindern durchzuführen ist, brauchen Sie unbedingt die Hilfe eines erfahrenen Spezialisten der Naturheilkunde.

Welche Schule, welches Studium, welcher Beruf?

Schon auf die Angehörigen neun- oder zehnjähriger Kinder kommt der folgenschwere Entschluss für den Weg nach der Grundschulzeit zu. Im Lauf des Lebens haben wir jedoch alle immer wieder Entscheidungen zu fällen. Häufig sind wir auch nicht ausreichend informiert und müssen trotzdem wählen.

Es ist zwar nicht günstig, wichtige Entscheidungen treffen zu müssen, ohne den richtigen Zeitpunkt dafür abwarten zu können. Nachstehend aufgeführte Mittel vermögen uns jedoch beim Finden einer vernünftigen Lösung zu unterstützen, und sie verhindern, dass wir eine von der Sache her oder hinsichtlich unserer Veranlagung aussichtslose Wahl treffen.

38
Der Entscheidungshelfer

Betonica D3	*(Betonie)*
Castoreum D6	*(Bibergeil)*
Cimicifuga D6	*(Silberkerze)*
Hydropiper D3	*(Wasserpfeffer)*
Hedera helix D6	*(Efeu)*
Manganum phosphoricum D12	*(Manganphosphat)*
Potentilla reptans D3	*(Kriechendes Fingerkraut)*
Silicium metallicum D12	*(Silicium)*
Strychninum phosphoricum D30	*(Strychninphosphat)*
Zincum oxydatum D12	*(Zinkoxid)*

Mischung zu gleichen Teilen; 1- bis 2-mal tgl. 20 bis 30 Tropfen.

ERGÄNZUNGSMITTEL:
Pallasit Trit. D12 (Weleda)
2-mal tgl. 1 Messerspitze.

Anmerkungen: Bei schwerwiegenden Problemen sollte man zusätzlich einen Lapislazuli tragen.

Ein Aromatherapiegemisch aus Pfefferminz-, Lavendel-, Lorbeer-, Rosenholz-, Thymian- und Weißtannenöl (Lavendel 4 Teile, alle übrigen je 1 Teil) wirkt unterstützend.

Diese Rezeptvorschläge sind für Jugendliche ab 14 Jahre ratsam. Sind die betroffenen Kinder jünger, sollten die Eltern die Arzneien nehmen, da sie in der Regel ja auch die wichtigen Entscheidungen treffen.

Zusätzliche Ursachen

Bei Problemen in der Schule bzw. im Beruf sollte eventuell zusätzlich noch Folgendes kontrolliert werden:

- schlechte Abwehrlage: Impfschaden, multiple Allergie, Neurodermitis (diese Leiden können die Lernfähigkeit und die Ausdauer stark einschränken),
- Fehlstellung in der Halswirbelsäule mit den möglichen Folgen »leerer Kopf«, Schulkopfweh, Probleme bei der Arbeit am Bildschirm,
- Stoffwechselstörung (zum Beispiel Diabetes),
- Schilddrüsendysfunktionen und dergleichen können das sprichwörtliche Brett vor den Kopf nageln,
- Schlafplatz (Lärm, Lüftung, Untergrund),
- Diät- und Ernährungsfehler,
- Bewegung (zu viel oder zu wenig),
- Atmung (falsches Atmen [zu flach und zu kurz] ist sehr weit verbreitet).

Prüfungsvorbereitung und Prüfung

Die Zahl derer, die wie Donald Duck verbissen gegen eine Welt von Feinden und widrigen Umständen ankämpfen, ist recht groß. Eigentlich kann man sich jedoch immer alles, auch Prüfungen, mit etwas Lebenskunst wesentlich erleichtern – mit Humor (dies ist das lateinische Wort für »Feuchtigkeit«, die Eigenschaft des Luftelements [siehe Seite 38]). In Rezept Nr. 39 wird deshalb das magische Glättungsmittel beschrieben.

39
Tränklein wider den tierischen Ernst

Pimpinella anisum	*(Anis)*
Artemisia vulgaris	*(Beifuß)*
Betonica officinalis	*(Betonie)*
Pimpinella major	*(Bibernellwurzelpulver)*
Urtica dioica	*(Brennnessel)*
Verbena officinalis	*(Eisenkraut)*
Pogostemon cablin	*(Patschulikraut)*
Erythrea centaurium	*(Tausendgüldenkraut)*

Zu gleichen Teilen zu einer Teemischung verarbeiten. Für einen halben Liter benötigt man 2 gehäufte Esslöffel davon. Tee süßen. Einen halben bis drei viertel Liter pro Tag schluckweise trinken, bis die Wirkung – besagte Leichtigkeit! – einsetzt.

Der »geschockte« Prüfungskandidat

Zu große Selbstkritik ist viel häufiger als eine zu schmeichelhafte Vorstellung von den eigenen Kenntnissen. Besonders die intelligenten Prüflinge glauben oft, sie hätten zu wenig getan. Diese Kandidaten neigen zum Perfektionswahn, und der Graus vor dem Prüfungstermin nimmt beständig zu.

40
Rezept der »Entängstigung«

Asperula odorata Dil. D6	*(Waldmeister)*
Bellis Dil. D3	*(Gänseblümchen)*
Betonica Dil. D3	*(Betonie)*
Cimicifuga Dil. D6	*(Silberkerze)*
Damiana Dil. D6	*(Damiana)*
Galium verum Dil. D3	*(echtes Labkraut)*
Magnetit Dil. D12	*(Magnetit)*
Levisticum officinale Dil. D3	*(Liebstöckel)*
Rosa canina Dil. D3	*(Hundsrose)*
Thymus vulgaris Dil. D3	*(Thymus)*

Mischung zu gleichen Teilen; 2-mal tgl. 20 bis 30 Tropfen, bei regelrechten Angstschüben öfter (bis 5-mal tgl.) nehmen.

ERGÄNZUNGSMITTEL (für besonders zart Besaitete):
Pharmakolith Trit. D6 (Weleda) und/oder
Vivianit Trit. D6 (Weleda)
2- bis 3-mal tgl. 1 Messerspitze.

Lampenfieber

Nur wenige Menschen haben vor Prüfungen kein Lampenfieber. In der Regel ist es bei den qualifizierten und gut vorbereiteten Kandidaten besonders intensiv. Der Zeitpunkt des Eintretens dieses Phänomens reicht von einem Jahr vor dem Termin bis zu Minuten vor Prüfungsbeginn. Tritt Prüfungsangst schon längere Zeit vor dem anberaumten Zeitpunkt auf, sollte der Kandidat mit den Rezepten Nr. 39 und/oder Nr. 40 beginnen.

Zur Behandlung von nervösen Rennpferden (Vollblüter) verwendeten die englischen Homöopathen erstmals im 19. Jahrhundert Argentum nitricum D12 (Silbernitrat). Dies galt ebenso als geeignetes Mittel für unsere Spezies, wenn die Angst unmittelbar vor einem Auftritt bzw. einer Prüfung beginnt. Es wurde auch gern Schauspielern verschrieben. (Ausnahmslos alle guten Mimen haben Lampenfieber.)

Mit den steigenden Anforderungen in Prüfungen, besonders im Medizinstudium, entdeckten die Homöopathen vor gut hundert Jahren die Wirkung von Gelsemium D30 (Gelber Jasmin). Eine gewaltige Zahl von Prüfungskandidaten in aller Welt wurden durch diese Arznei gerettet.

41
Hilfe bei
Lampenfieber

Strychninum phosphoricum Dil. D30 (Strychninphosphat)
Ab Einsetzen des Lampenfiebers ein- bis mehrmals (3-mal) 5 Tropfen. Bei länger dauernder Prüfungssituation Mittel mitnehmen und bei Einsetzen der Angst wieder 5 Tropfen nehmen.

Anmerkung: Mittel nicht spätabends einnehmen; für Lampenfieber keine tieferen Potenzen als D30 verwenden.

ERGÄNZUNGSMITTEL (bei krassen Fällen von Lampenfieber):
Vanilla Dil. D6 (Vanille)
Falls Angst jeweils blitzartig auftritt, mehrmals täglich 5 Tropfen.

Stannum metallicum Dil. D12 (Zinnmetall)
Wenn der Betreffende eine Rede vor einer größeren Zuhörerschaft halten muss und Angst hat, dass er plötzlich nicht weitersprechen kann, sowie bei Angst vor Fernsehkameras kurmäßig 1-mal täglich 5 Tropfen, bei Auftritt 3-mal tgl. 5 Tropfen.

Lachnanthes tinctoria Urtinktur (Wollnarzisse)
Wenn die Redehemmung bei öffentlichen Auftritten genommen werden soll, bei Bedarf 10 Tropfen, nicht zu oft wiederholen.

»Psy-stabil« (Fertigarzneimittel [Pekana])
Anwendung nach Herstellerangabe.

»Horvi-Psy-4 Liquidum« (Fertigarzneimittel [Horvi])
Anwendung nach Herstellerangabe.

Wenn man nicht genug getan hat

War die Vorbereitung auf die Prüfung aus Zeitmangel oder sonstigen Gründen nicht ausreichend, kann das Rezept Nr. 42 helfen. Die Einnahme des Mittels allein wird jedoch übergroße

Faulheit oder völliges Fehlen von Wissen nicht kompensieren können; es dient jedoch dazu, aus dem Vorhandenen das Beste zu machen. Dies gilt sowohl für die schriftliche als auch für die mündliche Prüfung.

42
Mittel für schlecht Vorbereitete

Pallasit Trit. D12 (Weleda)
3-mal tgl. 1 Messerspitze.

Die schriftliche Prüfung

Ein Rezept für die schriftliche Prüfung sollte das logische Denken fördern, die Gedächtnisspeicher öffnen, klar und ruhig machen, aber auch einen intuitiven Aspekt (»Riecher«) fördern. Letzteres ist besonders wichtig für die aus meiner Sicht sinnloseste und dümmlichste Form der Prüfung, den »Multiple-Choice-Test«, bei dem die richtigen Antworten angekreuzt werden müssen.

Ich habe in letzter Zeit fast alle Kandidaten in verschiedenen Ausbildungsgängen mit einem scheinbar einfachen Rezept (Nr. 43) erfolgreich unterstützen können. Es hat einen günstigen Einfluss auf folgende Vorgänge: das Verstehen der Fragen, die Aktivierung des Gedächtnisses, die Herstellung einer Verbindung zwischen logischer Antwort und dem »Riecher« für das Ankreuzen des Richtigen.

43 Hilfe bei der schriftlichen (Multiple-Choice-)Prüfung

Fluorit Dil. D12 (*Flussspat*)
Quarz Dil. D12 (*Bergkristall*)
Resina laricis Dil. D12 (*Lärchenharz*)

Jeweils 2-mal tgl. je 5 Tropfen. (Alle Mittel von der Firma Weleda.)

Quarz ist potenzierter Bergkristall, ein Mittel der linearen, »eiskalten« Logik (Anregung des Neuhirn-Stirnlappens). Quarz muss ergänzt werden durch Fluorit, ein Mittel der zweidimensionalen Logik (die Signatur ist auf Würfelkristallen gut erkennbar). Es gilt als ein Mittel zur Förderung des »Um-die-Ecke-Denkens« und der erweiterten, nichtlinearen Logik. Fluorit regt außer dem Stirnlappen die Parietallappen des Neuhirns an – man kann das Ergebnis als Intuition oder »Riecher« bezeichnen. Es ist eine Entscheidungshilfe, wenn die formellen Informationen nicht ausreichen, besonders um versteckte Kenntnisse aus entlegenen Speichern des Gedächtnisses zu nutzen.

Das Lärchenharz hat mehrere Funktionen: Harze fördern das Vorstellungsvermögen, unterstützen die Zugänglichkeit der gespeicherten Informationen und sind meist stimmungsaufhellend. Ein solcher Zusatz ist bei Rezepten mit höheren Potenzen von Bergkristall wegen der »Seelenkälte« des Steins immer notwendig, um eventuell bedrohlichen Depressionen vorzubeugen. Lärchenharz wirkt wie gesagt stark stimmungsaufhellend, die Lärche ist ein Lichtbaum und verbessert ebenfalls den »Riecher« sehr. Bekommt der Klient schon Kopfweh, wenn er bloß an den durchzuarbeitenden Bücherberg bzw. Aktenhaufen denkt, braucht er halt nicht nur Geistmittel, sondern auch eben solche Stimmungsaufheller und willensstärkende Mittel.

Die mündliche Prüfung

Die meisten Examenskandidaten fürchten mündliche Prüfungen viel mehr als schriftliche; dies auch zu Recht, denn die Anforderungen sind in der Ersteren wesentlich komplexer: Der Prüfling muss über den gleichen Kenntnisstand verfügen wie in der schriftlichen Prüfung, diese aber blitzartig abrufen, schnell Verbindungen zwischen verschiedenen Details herstellen können, Fallen wittern, wortgewandt sein, einen guten Eindruck machen und nicht zuletzt das »richtige« Outfit haben.

44
Rezept für die mündliche Prüfung

Ambra Dil. D8	*(Ambra)*
Anethum graveolens Dil. D6	*(Dill)*
Argentum phosphoricum Dil. D12	*(Silberphosphat)*
Damiana Dil. D3	*(Damiana)*
Hedera helix Dil. D3	*(Efeu)*
Knautia arvensis Dil. D3	*(Witwenblume)*
Manganum phosphoricum Dil. D12	*(Manganphosphat)*
Salvia officinalis Dil. D3	*(Salbei)*

Verbena officinalis Dil. D6	*(Eisenkraut)*
Veronica officinalis Dil. D6	*(Ehrenpreis)*

Mischung zu gleichen Teilen; 2-mal tgl. 20 bis 30 Tropfen. Einnahmebeginn: 14 Tage vor der Prüfung.

ERGÄNZUNG:
Smaragd Trit. D6 (Weleda)
Morgens und vor der Prüfung je 1 Messerspitze.

Anmerkung: Smaragd ist das wichtigste charismatische Mittel.

Charisma und geistige Behändigkeit

Das richtige Auftreten

Charismatische Eigenschaften sind eine wesentliche Hilfe beim Umgang mit Prüfern, Kollegen, Vorgesetzten, Behörden, in juristischen Angelegenheiten, beim Umgang mit den lieben Mitmenschen allgemein, wenn man jemanden überzeugen will, falls man einen Vortrag vor einer großen kritischen bzw. missmutigen Hörerschaft halten muss, aber ebenso auch bei eher banalen Alltagsproblemen.

Charismatische Fähigkeiten sind nur selten angeboren; sie werden meist durch Übung entwickelt. Mit unseren Hilfsmitteln ist es fast jedem möglich, die Arbeit zur Steigerung seines Charismas zu unterstützen.

Wer Unsicherheit erkennen lässt, ist meist im Nachteil. In

vielen Berufen herrscht nämlich ein gnadenloser Konkurrenzkampf – Tendenz steigend. Nervosität, sprachliche Probleme, Fehler in der Darstellung, Stottern, Zwangsbewegungen zum Beispiel der Hände werden als Kenntnismangel und Willensschwäche beurteilt. Nicht nur in der Politik gewinnt dann der raffiniertere Blender und Scharlatan, um anschließend in verantwortungsvoller Position folgenschwere Fehler zu machen.

Richtiges Auftreten schließt die Fähigkeit zur angemessenen sprachlichen Darstellung, eine gewisse Lässigkeit, Humor und Charisma ein. Es ist nicht schwierig, aus Pflanzen oder Homöopathika ein Rezept zur Unterstützung des passenden Auftretens zusammenzustellen. Wesentlicher Kern sind die Mittel zum Abbau von Selbstzweifeln (Rezept Nr. 16).

Die Arznei zum richtigen Auftreten muss nicht nach längerer Befragung des Anwenders maßgeschneidert werden, sondern variiert relativ wenig.

45
Charismatisches Tränklein für richtiges Auftreten

Betonica officinalis	*(Betonie)*
Turnera aphrodisiaca	*(Damiana)*
Verbena officinalis	*(Eisenkraut)*
Bellis perennis	*(Gänseblümchen)*
Pogostemon cablin	*(Patschulikraut)*
Rosa centifolia	*(Rosenblüten)*
Primula veris	*(Schlüsselblumenblüten)*
Illicium verum	*(Sternanis)*

Zu gleichen Teilen zu einer Teemischung verarbeiten. Für einen halben Liter benötigt man 2 gehäufte Esslöffel davon. Etwa einen drei viertel Liter über den Tag verteilt trinken. Bereits einige Tage vor dem Termin sollte man damit anfangen, diesen Tee zu trinken.

ERGÄNZUNG (Mittel der »Coolness«):
Strychninum phosphoricum Dil. D30 (Strychninphosphat)
Bei Unsicherheit 1- bis 3-mal tgl. 5 Tropfen.

Ein weiteres charismatisches Ergänzungsmittel:
Smaragd Trit. D6 (Weleda)
1- bis 3-mal tgl. 1 Messerspitze. Der Smaragd lässt seinen Träger jünger und schöner erscheinen, wie es in alten Büchern über Edelsteine heißt.

Der »Schnellspanner«

Die Eigenschaft, geistig sehr flink zu sein, hat wenig mit hoher Intelligenz oder schöpferischen Fähigkeiten zu tun, eher schon mit der Gabe, auf andere »zugehen« zu können.

Für ein gutes Abschneiden in mündlichen Prüfungen, Effizienz bei schwierigen Sachdiskussionen oder Auftreten als Redner ist es neben charismatischen Eigenschaften von großem Wert, den Geist schnell umschalten zu können.

Das Rezept Nr. 46 ist unter anderem zum kurmäßigen Gebrauch für diejenigen gedacht, die sich mit der Wortgewandtheit schwer tun (sechswöchige Kur), sowie zur Einnahme vor Terminen, bei denen der Betroffene geistig brillieren muss.

46 Rezept fürs Sofortumschalten

Artemisia vulgaris Dil. D6	*(Beifuß)*
Buxus sempervirens Dil. D6	*(Buchsbaum)*
Cimicifuga Dil. D6	*(Silberkerze)*
Eleutherococcus senticosus Urtinktur	*(Taigawurzel)*
Geum urbanum Dil. D3	*(Nelkenwurz)*
Lavandula Dil. D6	*(Lavendel)*
Manganum phosphoricum Dil. D12	*(Manganphosphat)*
Valeriana officinalis Dil. D6	*(Baldrian)*
Zincum phosphoricum Dil. D6	*(Zinkphosphat)*

Mischung zu gleichen Teilen; morgens und nachmittags 20 bis 30 Tropfen; vor Terminen 2-mal nehmen, bei längerem Termin noch mal.

Beim Behördengang

Das krebsartige Wuchern der Bürokratie wird allenthalben beklagt und damit auch die zunehmende Zahl unvermeidlicher Behördengänge.

Mit einer Mischung aus Angst und Wut auf dem Amt vorzusprechen ist allerdings keineswegs günstig, vor allem nicht, wenn man bestimmte Interessen durchsetzen will. Die Kunst besteht vielmehr darin, das Gehabe und die Machtrituale gewisser Beamter mit dem angemessenen Humor zu erdulden, freilich ohne den Betreffenden das Gefühl zu geben, man mache sich über sie lustig. Dabei unterstützt uns ein Rezept

(Nr. 47), damit wir geistig beweglich und »schlau« sind und darüber hinaus einen sympathischen, Vertrauen erweckenden Eindruck machen.

47
Mittel für den Behördengang

Betonica Dil. D3	*(Betonie)*
Cuprum oxydatum nigrum Dil. D6	*(Schwarzes Kupferoxid)*
Damiana Dil. D3	*(Damiana)*
Gentiana cruciata Dil. D3	*(Kreuzblättriger Enzian)*
Knautia arvensis Dil. D3	*(Witwenblume)*
Manganum peroxydatum Dil. D6	*(Manganperoxid)*
Mephitis Dil. D12	*(Stinktier)*
Rosa canina Dil. D3	*(Hundsrose)*
Sumbulus moschatus Dil. D3	*(Moschuswurzel)*
Verbena officinalis Dil. D3	*(Eisenkraut)*

Mischung zu gleichen Teilen. Einnahmebeginn einige Tage vor Termin, 2- bis 3-mal tgl. 20 bis 30 Tropfen.

Anmerkungen: Das Mittel ist ebenso geeignet bei Vorladungen, wenn man Rede und Antwort zu stehen hat, Gerichtsverhandlungen und dergleichen mehr.

Hilfssteine sind (dunkelgrüner) Olivin und Rosenquarz. Olivin in die linke Tasche, Rosenquarz in die rechte. Auch Ketten sind geeignet.

Das Mineral Olivin, auch Peridot oder Chrysolith genannt, ist ein Magnesium-Eisen-Silikat und hat noch eine weitere interessante Eigenschaft: In homöopathischer Zubereitung innerlich genommen, schärft es das Vermögen, einen juristischen Text zu durchschauen. Man kann damit raffinierte Fallen in scheinbar einfachen, klaren Verträgen ausfindig machen. Dies gilt übrigens auch für Fachleute, die trotz solider juristischer Kenntnisse einen Vertragstext begutachten müssen.

48
Rezept des juristischen Durchblicks

Chrysolith Trit. D30 (Weleda)
Bei juristisch orientierter Tätigkeit 1- bis 3-mal tgl. 1 Messerspitze.

Anmerkung: Chrysolith sollte man nicht zur Dauerbehandlung verwenden, bei der Notwendigkeit häufigeren Gebrauchs mehrtägige Pausen einlegen. Die Wirkung beginnt eine halbe Stunde nach Einnahme und ist nach einer Stunde voll entwickelt, sie reicht mindestens vier Stunden.

Geist und Beruf

Öffentlichkeitsarbeit

Zum erfolgreichen Überleben sind in unserer Gesellschaft nicht Muskelberge, Schießprügel, sportliche Hochleistungen oder der tolle Schlitten nötig, sondern ganz andere Dinge. Ein solides Wissen ist von Vorteil, es muss aber auch genutzt werden. Die Intelligenz braucht nicht unbedingt überwältigend zu sein. Aber in Verbindung mit Geduld, Ausdauer, Zuverlässigkeit und einem angenehmen Wesen machen sich ein solides Grund- und Fachwissen sowie geistige Beweglichkeit sicher bezahlt.

Für das berufliche Fortkommen unumgänglich ist jedoch eine geschickte Selbstdarstellung. Das unter den Scheffel gestellte Licht interessiert nämlich niemanden. Verbale Kommunikation ist genauso wichtig wie produktive Leistungen. Viele Menschen, die klar denken und auch gut schreiben können, tun sich beim gesprochenen Wort jedoch viel schwerer.

Eine geschickte Selbstdarstellung in Gesprächen und Vorträgen etc. zeichnet sich durch folgende Qualitäten aus:

- das Vorhandensein ausreichender Kenntnisse,
- die richtige Technik des Sprechens,
- der richtige Aufbau der Besprechung/Gliederung des Themas,
- allgemein das Talent, Gedankeninhalte »rüberzubringen«,
- die Vermittlung des Eindrucks, dass man selbst vom Gesagten überzeugt ist,
- die genaue Dosis »Smalltalk«, um das Gesprochene verdaulicher zu machen, und
- ein charismatisches Auftreten.

49
Rezept der Beredsamkeit

Eleutherococcus senticosus Dil. D3	*(Taigawurzel)*
Galbanum Dil. D12	*(Galbanum)*
Gentiana cruciata Dil. D3	*(Kreuzblättriger Enzian)*
Gelsemium Dil. D30	*(Gelber Jasmin)*
Hydrocotyle asiatica Dil. D3	*(Tigerkraut)*
Lachnanthes tinctoria Dil. D3	*(Wollnarzisse)*
Magnesium sulfuricum Dil. D12	*(Magnesiumsulfat)*
Manganum metallicum Dil. D12	*(Manganmetall)*
Patchouli Dil. D6	*(Patschulikraut)*
Stannum metallicum Dil. D12	*(Zinnmetall)*

Mischung zu gleichen Teilen. Einige Tage vor dem Termin mit 1-mal tgl. 20 bis 30 Tropfen beginnen, am Termin 2-mal einnehmen.

Anmerkung: Das Rezept kann auch kurmäßig verwendet werden, dann 6 Wochen 1-mal tgl. 20 bis 30 Tropfen nehmen.

Die Fähigkeit, mit vielen Worten nichts zu sagen, gehört zu den beruflichen Anforderungen bei bestimmten Tätigkeiten. Ich denke vor allem an Politiker, viele Public-Relations-Leute und Mitarbeiter in Pressestellen, aber auch an manche Prediger … Mit der Notwendigkeit, »klug zu schwafeln«, kann jeder plötzlich konfrontiert werden. Die Rezeptur Nr. 50 hilft uns dabei, solche Situationen zu überstehen. Nicht geeignet ist das Mittel zum Erfolg in einer mündlichen Prüfung bei schlechten Kenntnissen, weil die Prüfer sich durch solche Taktiken in aller Regel nicht überlisten lassen.

50
Das Rezept der vielen Worte (Das »Blabla-Rezept«)

Calamus aromaticus Dil. D3	*(Kalmus)*
Calcium fluoratum Dil. D12	*(Flussspat)*
Cuprum metallicum Dil. D12	*(Kupfermetall)*
Digitoxinum Dil. D12	*(Fingerhutwirkstoff)*
Knautia arvensis Dil. D3	*(Witwenblume)*
Lavandula Dil. D6	*(Lavendel)*
Menyanthes Dil. D6	*(Fieberklee)*
Nux moschata Dil. D6	*(Muskatnuss)*
Teucrium scorodonia Dil. D3	*(Salbeiblättriger Gamander)*
Verbena officinalis Dil. D3	*(Eisenkraut)*

Mischung zu gleichen Teilen. Anwendung wie Rezept der Beredsamkeit, Nr. 49.

Wer glaubt, im Berufs- oder Privatleben stets die ungeschminkte Wahrheit sagen zu können, hat offenbar nicht ausreichend Lebenserfahrung. Das »Rezept der zehntausend Ausreden« soll Sie befähigen, sich bei Anrempeleien durch (unkonstruktive) Kritiker blitzartig zur Wehr setzen zu können, und zwar glaubhaft.

Die ideale Ausrede mag zwar nicht der vollen Wahrheit entsprechen, sie sollte aber durchaus plausibel klingen. Die Nachprüfung der Behauptungen soll so aufwendig sein, dass die Wahrheit, falls überhaupt, zu spät aufgedeckt wird. Man muss seine Ausführungen ganz ruhig vortragen, sich nicht empören, keineswegs nervös kichern oder einen treuherzigen Augenaufschlag präsentieren …

Die Rezeptur unterstützt Sie im Entwickeln schnellen Reagierens, der Beredsamkeit und Glaubwürdigkeit. Ein kurmäßiger Gebrauch des Mittels eignet sich für Menschen in der Öffentlichkeitsarbeit, Public-Relations-Fachleute, Politiker und Pressesprecher. Vielleicht sollten Sie diese Arznei vorrätig halten, um sie für den »Notfall« gleich parat zu haben.

51
Tee der zehntausend Ausreden

Satureja hortensis	*(Bohnenkraut)*
Verbena officinalis	*(Eisenkraut)*
Laurus nobilis	*(Lorbeerblätter)*
Origanum majorana	*(Majoran)*
Rosa centifolia	*(Rosenblüten)*
Primula veris	*(Schlüsselblumenblüten)*
Hyssopus officinalis	*(Ysop)*

Zu gleichen Teilen zu einer Teemischung verarbeiten. Für einen halben Liter benötigt man 2 gehäufte Esslöffel davon. Je 1 Prise Muskatnuss und Sternanis pro Tasse zusetzen. Mit Honig süßen. 1 bis 3 Tassen am Tag, nicht spätabends trinken.

Ich hatte des Öfteren Klienten, die aus beruflichen Gründen auf Partys gehen müssen. Dort steht man dann vielfach herum, in der Hand ein Glas ungenießbaren Schaumweins oder Cocktails, und plaudert freundlich mit Leuten, die einem möglicherweise unsympathisch sind oder die man einfach nur öde findet.

Manche meiner Patienten glaubten, diese Form des so genannten informellen Umgangs mit »Geschäftsfreunden« und dergleichen nur mit Hilfe mehr oder weniger starker Tranquilizer durchstehen zu können. Deshalb wird hier ein Rezept wiedergegeben, das den Einsatz solch schweren Geschützes für diesen Zweck entbehrlich macht. Es hilft in Situationen, in denen man sich gezwungen fühlt, »mit vielen Worten nichts zu sagen«.

52
Das »Smalltalk-Rezept«

Aqua marina Dil. D6	*(Meerwasser)*
Damiana Dil. D6	*(Damiana)*
Hedera helix Dil. D6	*(Efeu)*
Hydrocotyle asiatica Dil. D6	*(Tigerkraut)*
Linaria Dil. D3	*(Leinkraut)*
Magnesium peroxydatum Dil. D12	*(Magnesiumperoxid)*
Mephitis Dil. D12	*(Stinktier)*
Salvia officinalis Dil. D3	*(Salbei)*
Serpyllum Dil. D3	*(Quendel)*
Verbena off. Dil. D3	*(Eisenkraut)*

Mischung zu gleichen Teilen; 2-mal tgl. 20 bis 30 Tropfen. Einige Tage vor dem ominösen Ereignis mit der Einnahme beginnen, am Termin mehrmals am Tag zu sich nehmen.

Schöpferische Berufe

Zum kreativen Schaffen sind an sich alle vier Geistesqualitäten in harmonischer Verbindung notwendig, wobei ihr Verhältnis untereinander je nach Ziel sehr verschieden sein kann (die Beziehung zwischen den Geistesqualitäten und den Elementen ist weiter vorne etwas ausführlicher als hier dargestellt [siehe Seite 31f.]):

- *Feuer* entspricht der Intuition und bringt die Eingebungen.
- *Luft* entspricht der Inspiration und bringt die Befähigung zur Schriftstellerei, Wissenschaft und Philosophie.
- *Wasser* entspricht der Imagination und bringt die künstlerischen Fähigkeiten.
- *Erde* entspricht dem Intellekt und befähigt zu Tätigkeiten in orthodoxen Bereichen der Wissenschaft sowie in Technik, Wirtschaft und Staatswesen.

Für die Kreativität von besonderer Bedeutung ist das Luftelement. Der Ideenmensch, der aus dem Nichts heraus etwas Neues, sich allgemein Durchsetzendes schafft, ist ein Luft-Typ, wobei eine Portion Feuer (Intuition) und Wasser (Imagination) hinzukommen sollten. Das Erdelement Intellekt braucht der schöpferische Mensch dann, wenn es an die Vermarktung seines geistigen Produkts geht und er bei Vertragsabschluss nicht über den Tisch gezogen werden will.

53
Trank der Kreativität

Inula helenium	*(Alantwurzelpulver)*
Pimpinella anisum	*(Anis)*
Anethum graveolens	*(Dillkraut)*
Veronica officinalis	*(Ehrenpreis)*
Origanum majorana	*(Majoran)*
Pogostemon cablin	*(Patschulikraut)*
Rosa centifolia	*(Rosenblüten)*
Hyssopus officinalis	*(Ysop)*

Zu gleichen Teilen eine Teemischung zubereiten. Für einen halben Liter braucht man 2 gehäufte Esslöffel davon. Der Kräutermischung einen gestrichenen Teelöffel Kardamompulver zusetzen. Der Tee sollte gesüßt werden. 2 bis 3 Tassen pro Tag oder im Lauf des Tages schluckweise trinken, jedoch nicht abends.

Kur: 2 bis 6 Wochen, aber kein Dauergebrauch.

Zur Erzeugung origineller Einfälle wird das gesamte Gehirn benötigt: beide Hemisphären (die Ausschaltung der rechten Gehirnhälfte beim Rechtshänder würde zum Beispiel jegliche künstlerische Fähigkeit auslöschen) und das Stirnhirn, der »Sitz der Ratio« (wird durch Monotonie zerstört). Die Parietallappen als Zone der Empfindungen (seelische Prozesse) müssen einwandfrei funktionieren. Bewusstes und Unbewusstes müssen über Assoziationsbahnen verbunden sein.

Hier können wir mit Rezepten unterstützend eingreifen. Ob die linke Hirnhälfte die differenzierende, rationale ist oder die rechte, ist in diesem Zusammenhang nicht von besonderem Interesse. Ebenfalls spielt es hier keine Rolle, ob das Bewusste im Linkshirn beheimatet ist und das Unbewusste im Rechtshirn. Entscheidend ist der Bestand an Gehirnzellen und ihre Assoziationsbahnen. Die Gedächtnisinformationen sind nachweislich in beiden Gehirnhälften gleichzeitig gespeichert. Uns interessieren jedoch alle Assoziationsbahnen, nicht nur die zwischen den beiden Hemisphären.

Das Gehirn ist wie gesagt ein Organ, das durch geistiges Training funktionell ungeheuer verbessert werden kann. Darunter verstehen wir die regelmäßige Beschäftigung mit geistigen Dingen, »Studium« heißt Eifer, ausdauernde, abwechslungsreiche Betätigung, auch Meditation. Dies alles eröffnet Assoziationsbahnen, wobei das Rezept Nr. 54 unterstützend eingesetzt werden kann.

54
Rezept der Geistesblitze

Artemisia vulgaris Dil. D6	*(Beifuß)*
Calamus aromaticus Dil. D6	*(Kalmus)*
Calcium fluoratum Dil. D12	*(Flussspat)*
Cimicifuga Dil. D6	*(Silberkerze)*
Equisetum arvense D12	*(Ackerschachtelhalm)*
Galbanum Dil. D12	*(Galbanum)*
Hydrocotyle asiatica Dil. D6	*(Tigerkraut)*

Magnesium metallicum Dil. D12	*(Magnesiummetall)*
Quarz Dil. D12	*(Bergkristall)*
Veronica officinalis Dil. D6	*(Ehrenpreis)*

Mischung zu gleichen Teilen; 1- bis 2-mal tgl. 30 Tropfen in etwas Wasser.

Die eidetische Veranlagung ist die spontane Vorstellung von Bildern oder Tonschöpfungen, die der entsprechend Begabte so anschaulich in sein Bewusstsein treten lässt, als seien sie tatsächlich vorhanden (das Wort stammt aus dem Griechischen: *eidētikós* heißt »anschaulich, bildhaft«). Die Veranlagung ist keineswegs selten und war zeitweise auch geschätzt, zum Beispiel in den Orakeln der Antike.

Oft werden eidetische Phänomene von Ärzten und Psychologen als Krankheit behandelt. Eltern und Mitschüler begegnen den Betroffenen – aus Angst vor dem Unbekannten oder aus anderen Gründen – mit Ablehnung. Die Kinder sehen sich daher schon sehr früh dazu gezwungen, ihre Gabe zu tarnen. Dieses Talent wird häufig mit der Pubertät viel schwächer. Es ist noch unklar, ob man das als ein Ergebnis der »gelungenen« Sozialisation werten kann.

Die eidetischen Bilder können unter anderem – mehr oder weniger stark ausgeprägt – folgenden Kategorien angehören:

- Das Bild ist imaginär. Dies entspricht den Vorstellungen vieler Psychiater von einem krankhaften Vorgang.
- Der eidetische Visionär sieht ein konkretes Ereignis, das gleichzeitig anderswo real stattfindet. Er ist »Hellseher«.

- Er kann mit Hilfe eines Gegenstandes oder Ähnlichem Aussagen über dessen Besitzer machen. Dies ist das Phänomen der Psychometrie.
- Er sieht ein Bild, das in der Zukunft nach seiner Vision Wirklichkeit wird. Er hat das so genannte zweite Gesicht.
- Er sieht ein Bild aus Vergangenheit oder Zukunft, das Varianten der aktuellen Realität zeigt. Der Blick geht in »Parallelwelten«.

Die eidetische Gabe ist sowohl im Privatleben als auch im Beruf von großem Nutzen, weil man dadurch seine Vorstellungen schon konkret vor Augen hat. Dies erleichtert bzw. beschleunigt die sinnvolle oder Gewinn bringende Umsetzung in die Realität.

55
Rezept zur Unterstützung der eidetischen Gabe

Angelica archangelica Dil. D3	*(Erzengelwurz)*
Aquilegia vulgaris Dil. D6	*(Akelei)*
Corylus avellana Dil. D6	*(Hasel)*
Gentiana cruciata Dil. D3	*(Kreuzblättriger Enzian)*
Laurus nobilis Dil. D6	*(Lorbeer)*
Myosotis arvensis Dil. D6	*(Ackervergissmeinnicht)*
Olibanum Dil. D6	*(Weihrauch)*
Paris quadrifolia Dil. D6	*(Einbeere)*
Polygonatum vulgare Dil. D6	*(Salomonssiegel)*
Veronica officinalis Dil. D6	*(Ehrenweiß)*

Mischung zu gleichen Teilen. Nicht kurmäßig verwenden, sondern bei eidetischen Arbeiten mehrmals täglich einige Tropfen auf die Zunge geben.

ERGÄNZUNG:
Naja tripudians Glob. D30 (Kobra)
10 Kügelchen, nicht öfter als 1-mal wöchentlich.

Anmerkungen: Als Aromatherapie eignet sich zusätzlich eine Räucherung mit Benzoeharz, Weihrauch, Tannenzapfenöl, Wacholderöl.

Hilfssteine: Blauer Topas, Sugilith, Rutilquarz, honigfarbener Bernstein. Man kann aus den Steinen auch ein Muster legen.

Bei völligem Fehlen einer eidetischen Veranlagung sind all die genannten Mittel allerdings wirkungslos.

Tätigkeiten der Organisation und Planung

Bei einer Immobilienprojektplanung soll ein Bau zweckmäßig, zu vernünftigen Kosten, ästhetisch ansprechend und optimal mit der Umgebung verbunden entworfen werden. Bei dieser und ähnlichen Aufgaben kann die Rezeptur Nr. 56 hilfreich sein.

56
Rezept des Planens

Argentum phosphoricum Dil. D12 *(Silberphosphat)*
Calcium fluoratum Dil. D12 *(Flussspat)*
Cimicifuga Dil. D6 *(Silberkerze)*

Conium Dil. D6	*(Gefleckter Schierling)*
Equisetum arvense Dil. D12	*(Ackerschachtelhalm)*
Formica rufa Dil. D6	*(Ameise)*
Kalium carbonicum Dil. D6	*(Kaliumcarbonat)*
Resina laricis Dil. D12	*(Lärchenharz)*
Silicium metallicum Dil. D12	*(Silizium)*
Stannum metallicum Dil. D12	*(Zinnmetall)*

Mischung zu gleichen Teilen; 1-mal tgl. 20 bis 30 Tropfen.

ERGÄNZUNGSMITTEL:
Dioptas Trit. D10 (Weleda)
2- bis 3-mal tgl. 1 Messerspitze innerlich.
Dioptas D8 Augentropfen (Weleda)
2-mal tgl. in Augen träufeln (Menge nach Herstellerangabe).

Anmerkung: Dioptas (Kupfersilikat) ist ein »Durchblickmittel« im engeren Sinne, es soll das Übersehen wichtiger Details verhindern und den Blick für das Wesentliche schärfen, zum Beispiel bei der kritischen Betrachtung von Konstruktionszeichnungen oder logistischen Schemata.

Stress

Stress, der über das gesunde Maß an Herausforderung hinausgeht, kann folgende Gründe haben: Die Aufgabenstellung ist zu schwierig, der Termindruck zu groß, es herrschen aggressive Konkurrenz und Missgunst am Arbeitsplatz, die Arbeitszeiten sind ungünstig (Schichtarbeit), Lärm, das Raumklima oder eine ungünstige Ausstattung des Arbeitsumfeldes belasten den Organismus – und dergleichen mehr. Meist liegen direkt mehrere solcher so genannter Stressoren gleichzeitig vor. Besonders stressig wirkt beispielsweise der Zwang, zu festgelegten Zeitpunkten Erfindungen vorweisen zu müssen.

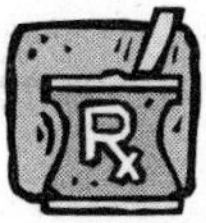

57
Der Anti-Stress-Tee

Pimpinella anisum	*(Anis)*
Betonica officinalis	*(Betonie)*
Pimpinella major	*(Bibernellwurzel)*
Satureja hortensis	*(Bohnenkraut)*
Anethum graveolens	*(Dillkraut)*
Avena sativa	*(Hafer)*
Coriandrum sativum	*(Koriander)*
Lavandula angustifolia	*(Lavendel)*
Origanum majorana	*(Majoran)*
Calendula officinalis	*(Ringelblume)*

Eventuell etwas Nelken, Pfeffer und Zimt zusetzen. Zu gleichen Teilen eine Teemischung zubereiten. Für einen halben Liter benötigt man 2 gehäufte Esslöffel davon. Drei viertel bis einen Liter Tee am Tag, am besten schluckweise, trinken.

58
Rezept der Termineinhaltung

Aqua marina Dil. D6	*(Meerwasser)*
Cactus Dil. D6	*(Königin der Nacht)*
Cimicifuga Dil. D6	*(Silberkerze)*
Ferrum arsenicosum Dil. D6	*(Eisenarsenit)*
Geum urbanum Dil. D3	*(Nelkenwurz)*
Ginseng Dil. D30	*(Ginseng)*
Ilex aquifolium Dil. D30	*(Stechpalme)*
Onopordon acanthium Dil. D3	*(Eselsdistel)*
Quarz Dil. D12	*(Bergkristall)*
Valeriana Dil. D6	*(Baldrian)*

Mischung zu gleichen Teilen; bei Terminarbeit 2- bis 3-mal tgl. 20 bis 30 Tropfen, nicht abends nehmen.

Anmerkungen: Falls immer Terminprobleme vorliegen, weil man langsam arbeitet, kann eine sechswöchige Kur mit 1-mal tgl. 20 Tropfen, dann zwei Wochen Pause, schließlich nochmals eine sechswöchige Kur helfen.

Der Tee Nr. 57 und das Rezept Nr. 58 können gemeinsam verwendet werden.

59
Fertigarzneimittel bei übermäßigem Stress

»Argentum/Rohrzucker« Glob. (Wala)
1- bis 3-mal tgl. 5 bis 10 Kügelchen.
Anmerkung: Dieses Mittel eignet sich bei Erschöpfungszuständen, besonders auch bei Schockfolgen. Es kann bei Kindern ab sechs Jahren verwendet werden. Bei rascher Verschlimmerung der Symptome verwenden.

»Aurum/Apis regina comp.« Glob. (Wala)
1- bis 3-mal 5 bis 10 Kügelchen.
Anmerkung: Die Arznei hilft bei Erschöpfung, Konzentrations- und Gedächtnisschwäche. Auch für Kinder ab sechs Jahren. Eignet sich ebenso bei einer längeren Periode der Zermürbung.

»Levico comp.« Glob. (Wala)
1- bis 3-mal tgl. 5 bis 10 Kügelchen.
Anmerkung: Durchhaltemittel. Wenn der Betroffene sich nach längerer Stressperiode auch körperlich völlig abgewirtschaftet fühlt. Dieses Mittel verschafft ebenso körperliche Ausdauer. Nicht zur Dauermedikation verwenden, sondern nur in Belastungsperioden.

»Strophanthus comp.« Glob. (Wala)
Dosierung wie bei »Levico comp.«.
Anmerkung: Durchhaltemittel der Psyche. Bei übermäßigem

Stress mehr des psychischen Bereichs, was einem »an Herz und Nieren« geht.

»Meteoreisen/Phosphor/Quarz« Glob. (Wala)
1- bis 3-mal tgl. 5 bis 10 Kügelchen.
Anmerkung: Durchhaltemittel bei gleichzeitiger Schwäche an Leib, Seele und Geist, Rekonvaleszenzmittel, wenn die Belastung nachgelassen hat. Dieses Präparat ist zunächst als Grippemittel geschaffen worden – zur Vorbeugung, Behandlung des Infekts und insbesondere zur Nachbehandlung, sofern die Heilung auf sich warten lässt. Bei Stress lässt sich das Mittel verwenden, wenn längerer beruflicher Raubbau zu grippeartigen Symptomen geführt hat: Kopfweh, Elendsgefühl, »Hirnleere«; man glaubt, nicht mehr weitermachen zu können, muss aus existenziellen Gründen aber durchhalten. Dass man ein solches Mittel nicht unbegrenzt zum Kompensieren von mörderischen Belastungen verwenden darf, sollte jedem einsichtig sein.

Die genannten Fertigarzneimittel kann man auch gleichzeitig oder abwechselnd verwenden, dann aber nicht zu oft. Die Dosis sollte man in diesem Fall ebenfalls reduzieren. Folgende Mittel wirken bei unterschiedlichen Arten von Überbelastung:
- »Levico comp.«: mehr physischer Stress,
- »Strophanthus comp.«: mehr psychischer Stress,
- »Meteoreisen/Phosphor/Quarz«: mehr geistiger Stress.

Die Mittel »Argentum/Rohrzucker« und »Aurum/Apis regina comp.« von Wala eignen sich auch besonders gut zur Behandlung von Schulkindern, die übermäßig belastet werden. Hier ist die Beratung durch einen anthroposophischen Arzt empfehlenswert.

Mobbing

In der Arbeitswelt hat sich zunehmend ein vielfach sinnlos scheinender und Ressourcen verzehrender Kampf aller gegen alle entwickelt. Betroffen sind vom Azubi bis zum Politiker die Mehrzahl der Berufstätigen, also leider irgendwann fast jeder. Unser Ziel ist es, die richtige Verhaltenskombination zu schaffen, nämlich einen harten Kern eigenen Willens in eine Schale sympathischen Wesens und verbindlicher Art einzuhüllen.

Die Anti-Mobbing-Metalle sind Eisen und Molybdän. Eisen ist das Metall des Willens und der Handlungsfähigkeit; Molybdän als Legierungsbestandteil macht diese hart und zäh. Von den pflanzlichen Einzelmitteln hatten wir mit der Witwenblume am meisten Erfolg. Das Rezept Nr. 60 hilft wirklichen oder potenziellen Mobbingopfern, sich auf die Hinterfüße zu stellen, ohne einen Scherbenhaufen zu hinterlassen.

60
Anti-Mobbing-Mittel

Angelica archangelica Dil. D6	*(Erzengelwurz)*
Damiana Dil. D3	*(Damiana)*
Knautia arvensis Dil. D3	*(Witwenblume)*
Magnetit Dil. D6	*(Magnetit)*
Molybdaenum metallicum Dil. D12	*(Molybdänmetall)*

Onopordon acanthium Dil. D3	*(Eselsdistel)*
Patchouli Dil. D6	*(Patschuli)*
Urtica urens Dil. D6	*(Brennnessel)*
Valeriana Dil. D6	*(Baldrian)*
Verbena officinalis Dil. D6	*(Eisenkraut)*

Mischung zu gleichen Teilen; 2- bis 3-mal tgl. 20 bis 30 Tropfen; in der Freizeit eine Pause mit der Einnahme machen.

Der Umgang mit »leitenden Herren«

Die bereits erwähnte kostbare eidetische Gabe kommt auch bei Wirtschaftsführern und Politikern vor. Sehr häufig hat man es bei Entscheidungsträgern aber mit einem anderen Menschentypus zu tun. Jeder, der einmal in einer mittleren oder großen Firma bzw. in einer staatlichen wie auch nichtstaatlichen Organisation tätig war, weiß, dass bei den Bossen oft vor allem mit Folgendem zu rechnen ist:

- mäßiger Intelligenz,
- fehlendem Allgemeinwissen,
- Defiziten bei den Fachkenntnissen und mangelnder Berufserfahrung,
- der Unfähigkeit zum logischen Denken,
- der Betrachtung jeglicher Situation nach den Gesichtspunkten der Hackordnung und demzufolge einer Kette von rational schwer nachvollziehbaren Entscheidungen.

Die »Herren« sind hier deshalb genannt, weil leitende »Damen« sich normalerweise nie derart irrational verhalten. Es gibt aber viel zu wenig Frauen in führender Stellung. Die Entscheidungsträger der negativen Art (ein solcher kann schon der Abteilungsleiter sein, aber garantiert finden Sie ihn in der Chefetage) können vielfach erst abgehalftert werden, wenn sie den Betrieb endgültig ruiniert haben. Bis dahin oder bis zu einem möglichst baldigen Wechsel des Arbeitgebers sehen sich die Untergebenen vielfach gezwungen, mit ihnen auszukommen, und versuchen zu retten, was zu retten ist. Hierzu sind Schlauheit, Charisma (siehe Rezept Nr. 45), eine große geistige Beweglichkeit und die Fähigkeit notwendig, innerlich Abstand zu wahren und seinem Widerpart trotzdem das Gefühl zu vermitteln, man nehme ihn ernst (siehe auch die Rezepte 49 bis 52).

Neben den bereits genannten Mixturen unterstützt vor allem das Rezept Nr. 61 die Entwicklung der Art von Schläue, die für den Umgang mit »Nieten in Nadelstreifen« (Günter Ogger) notwendig ist.

61
Das Schlauheitsrezept

Benzoes resina Dil. D6	*(Benzoeharz)*
Hedera helix Urtinktur	*(Efeu)*
Hydrocotyle asiatica Dil. D3	*(Tigerkraut)*
Magnesium silicicum Dil. D12	*(Magnesiumsilikat)*
Manganum metallicum Dil. D12	*(Manganmetall)*
Majorana Dil. D12	*(Majoran)*
Rosa canina Dil. D3	*(Hundsrose)*

Santalum album Dil. D3	*(Sandelholz)*
Tonca Dil. D6	*(Tonkabohne)*
Verbena officinalis Dil. D3	*(Eisenkraut)*

Zu gleichen Teilen mischen, 2- bis 3-mal tgl. 30 Tropfen.

Anmerkung: Nicht bei starker Hyperthyreose (Überfunktion der Schilddrüse) einnehmen!

Geistig fit im Alter

Bei Naturvölkern ebenso wie in den Hochkulturen der Vergangenheit waren alte Menschen besonders angesehen, weil sie als Träger des in langen Jahren erworbenen Wissens galten und Funktionen als Gedächtnis des Stammes bzw. der Nation und als weise Ratgeber ausübten. In unserer Gesellschaft haben sich allenfalls betagte Spitzenpolitiker und Unternehmer halten können. Sonst gehört bereits ein fünfundvierzigjähriger Ingenieur zum alten Eisen, und das bei gleichzeitigem Ingenieurmangel!

Bei einer Exkursion in einem Chemiegroßbetrieb hörte ich einmal den Satz: »Ab fünfzig fällt unseren Chemikern nichts mehr ein.« Natürlich gibt es junge Genies; es gibt aber auch geistige Leistungen, für die ein Wissenserwerb über eine Spanne von ein bis zwei Generationen Voraussetzung ist.

Naturgemäß wirkt der physiologische Verfall während des Alterungsprozesses einer Verbesserung der geistigen Fähigkeiten entgegen, doch lässt sich die Denkfähigkeit mit geeigneten Methoden verbessern, vor allem natürlich mit regelmäßigem geistigem »Training«.

Um geistig fit zu bleiben, können Ältere etwa ab fünfzig zusätzlich mit der Einnahme geriatrischer Mittel beginnen. Fehlen jedoch jegliche geistige Interessen, bleiben auch diese Arzneien wirkungslos.

Die geistigen Fitmacher für ältere Menschen sind auch allgemeine Geriatrika (Altersheilmittel); die wichtigsten Arten dieser Medizin entstammen sowohl der indischen als auch der chinesischen Kultur.

62
Geistaktivatoren im Alter

Argentum phosphoricum Dil. D12	*(Silberphosphat)*
Artemisia vulgaris Dil. D3	*(Beifuß)*
Calamus aromaticus Dil. D6	*(Kalmus)*
Conium Dil. D6	*(Schierling)*
Dryas octopetala Dil. D6	*(Silberwurz)*
Eleutherococcus senticosus Dil. D3	*(Taigawurzel)*
Hydrocotyle asiatica Dil. D3	*(Tigerkraut)*
Manganum phosphoricum Dil. D12	*(Manganphosphat)*
Tribulus terrestris Dil. D3	*(Bürzeldorn)*
Zingiber Dil. D3	*(Ingwer)*

Mischung zu gleichen Teilen; 1-mal tgl. 20 bis 30 Tropfen, 14 Tage einnehmen, dann 1 Woche Pause.

Ergänzung: Ein gutes Ginsengpräparat aus Echtem Ginseng (Panax Ginseng) 1-mal tgl. getrennt von obigem Rezept einnehmen.

Anmerkung: Organische Altersbeschwerden müssen zusätzlich behandelt werden (Kreislauf, Stoffwechsel usw.).

Weitere geistanregende Mittel und Umstände

Lärm, Sorgen, schlechte Luft (Sauerstoffmangel, falsche elektrische Aufladung, schlechte Gerüche) überhaupt dauernde Störungen optischer oder akustischer Art und unbequeme Kleidung (schlechtes Material, ungünstige elektrische Eigenschaften, physiologisch ungeeignete Webart, schlechter Sitz, irrationale Mode) sind für geistige Tätigkeiten sehr ungünstig!

Der Geist und die fünf Sinne

Sehen: Der Mensch ist wie seine Verwandten, die Affen, ein »Augentier«. Durch das Erfassen von Bildern wird das Gehirn zu einer gründlichen Bearbeitung dieser optischen Eindrücke veranlasst. Förderlich in diesem Sinne ist weniger das Anschauen der trivialen Seifenopern, der die Banalität zelebrierenden mittäglichen Talkshows oder Gewalt verherrlichenden Schmonzetten, sondern vielmehr die Naturbeobachtung – Landschaften, belebte und unbelebte Objekte, Naturerscheinungen. Auch die Betrachtung anspruchsvoller Kunstobjekte (das schließt sehr wohl hochwertige Filme und Comics ein) ist nützliches »Gehirnfutter«. Meditationsobjekte zum Beispiel der indischen und tibetischen Kunst (Plastiken, Thankas) können ebenso eine große Hilfe sein.

Hören: Das Gehör ist der abstrakteste aller Sinne; das Hören von anspruchsvoller Musik, Meeresrauschen, einem fließenden Bach fördert deshalb die abstrakten Denkfunktionen. So wird der Sinn von Meditationsmusik verständlich. Beispiele sind die Werke von Johann Sebastian Bach, die indischen Ragas, aber auch der Blues. Nicht alle Klassiker eignen sich, vor allem nicht die Zwölftonmusik. Die passende Musik kann bei geistigem Arbeiten sehr wohl im Hintergrund laufen.

Tasten: Die Behandlung der Hautoberfläche durch Akupunktur oder Akupressur hat bei richtiger Auswahl der Punkte zuverlässig eine beträchtliche Wirkung auf den Geist. Der Scheitelpunkt am Kopf – dort liegt der Akupunkturpunkt Lenkergefäß Nr. 20, umgeben von vier weiteren Punkten, welche »die vier klugen Götter« heißen – ist eine solche Zone. Die Wirkung der Manipulation an dieser Stelle ist seit längerer Zeit bekannt, dort werden die Könige gesalbt und die Mönchstonsur vorgenommen. Es ist ein Reflexpunkt der Einweihung. Einreiben bestimmter Öle wirkt dort ebenfalls zuverlässig. (Eine Mischung aus Basilikum-, Rosen- und Verbenaöl ist ideal, aber relativ teuer.)

Riechen: Der Geruchssinn gilt als der urtümlichste der fünf Sinne, das heißt aber nicht, dass er eine primitivere Wahrnehmung ist. Er wird dem Luftelement zugeordnet und wirkt an der »Schnittstelle von Geist und Psyche«. Dies hat zur Folge, dass sich dieser Sinn beispielsweise sehr gut zur Förderung der Fähigkeit zu Einfällen eignet. Deshalb sind bei einigen Rezepten Ergänzungsmittel der Aromatherapie angegeben.

Schmecken: Gut zu essen und trinken hebt bekanntlich die Stimmung gewaltig. Dies ist eine Voraussetzung auch für geistige Prozesse, und bestimmte Lebensmittel sind darüber hinaus günstig für geistige Tätigkeiten, was im Folgenden beschrieben wird.

»Geistfutter«

Der Mensch ist, was er isst

Bekanntlich sind zur Ernährung des Menschen Eiweiß, Fett, Kohlenhydrate, Vitamine, Mineralien und Wasser lebensnotwendig. Weltanschaulich begründete Ernährungsvorschriften haben deshalb je nach System ausgezeichnete bis verheerende Wirkung auf die geistige Leistungsfähigkeit und Lebenserwartung. Gesundheitsschädliche Diäten sind solche, die zu schweren Mängeln an lebensnotwendigen Stoffen führen, was unter anderem am beschleunigten Alterungsprozess ihrer Anhänger erkennbar ist.

Die lebensnotwendigen Stoffe müssen dem menschlichen Organismus ausreichend und in einem harmonischen Verhältnis zueinander zugeführt werden. Eine fleischlose Kost, bei der nicht für den Ausgleich an Proteinen gesorgt wird, ist ebenso schädlich wie die regelmäßige bzw. ausschließliche Vertilgung von riesigen Fleischbergen, wie sie beispielsweise in der bayerischen Wirtshauskost weithin angeboten werden.

Der nicht allzu hohe Eiweißbedarf des Menschen kann auch mühelos mit pflanzlichem Eiweiß (vor allem in Kohl, Hülsenfrüchten und Kartoffeln vorhanden) gedeckt werden. Die europäische Durchschnittskost unserer Tage ist viel zu arm an Gemüse.

Fast alle natürlichen Nahrungsmittel enthalten Stoffe, die physiologisch eine günstige Wirkung haben – man nannte sie früher »Vitalstoffe«. In pflanzlichen Lebensmitteln sind sie häufig am aromatischen und/oder bitteren Geschmack zu erkennen. Anbau mit zu hohen Kunstdüngergaben, zu lange Lagerung oder das Zerkochen der Produkte führt zur Vernichtung der Vitalstoffe. Die gleichen Techniken lassen auch die lebensnotwendigen (essenziellen) Vitamine weitgehend verschwinden.

Unser »Geistfutter« soll so naturbelassen wie möglich sein. Dosenkost und Fertigprodukte in bunten Schachteln können demzufolge kein »Geistfutter« sein. Die folgenden Lebensmittel eignen sich besonders zur Anregung der grauen Zellen:

- *Eiweißhaltiges:* Meerestiere aller Art, Fischrogen, Suppe aus frischen Knochen mit viel Wurzelwerk, milchsaure Kost.
- *Fetthaltiges:* Mandeln, Sesam, Walnüsse, Getreidekeime (alle nicht mit Schwefeldioxid begast, nicht ranzig).
- *Kohlenhydrate:* Malz, Zucker in vernünftigen Mengen, aber keine Glukose, Melasse, pestizidfrei, ist unbedingt zu empfehlen (Mineralien).
- *Obst, Salate, Gemüse, Keime:* Sojabohnen-, Alfalfa-, Kresse- oder Getreidekeime.
- *Allgemein junges, rasch wachsendes Pflanzengewebe:* Spargel, Hopfensprossen, Brennnessel, Giersch, Löwenzahn, außerdem Kohlarten, rote Rüben, Petersilienwurzel oder Sellerie.

- *Das Tigerkraut* (Centella asiatica), das in vielen der genannten »Geistrezepte« vorkommt, wird in Südostasien häufig als Salat und Gemüse verwendet und auch zu Getränken verarbeitet. Es ist ein Beispiel für den fließenden Übergang zwischen Lebens- und natürlichem Arzneimittel.
- *Vitamine:* Der Vitaminbedarf des geistig Tätigen ist erhöht, besonders an B-Vitaminen. Bei sehr anstrengender kopflastiger Tätigkeit ist eine Nahrungsergänzung mit den geeigneten Präparaten empfehlenswert.
- *Mineralien:* Bei anhaltendem Stress treten starke Verluste von Magnesium und Zink über die Harnausscheidung auf. Auch hier ist eventuell an ein Ergänzungsmittel zu denken.
- *Gehirnstimulierende Gewürze:* Gewürze stellen das »Geistfutter« im engeren Sinne dar. Scharfe und aromatisch schmeckende Gewürze reduzieren das dem Wasserelement zugeordnete Phlegma und fördern das Feuer- und das Luftelement, also Intuition und Ideenfluss. Manche Süßwaren Südostasiens, die auch von Kindern genascht werden, enthalten die süßsaure Tamarinde und als Würze reichlich Chilis. In diesem Kulturkreis heißt es, eine scharfe Küche sei das beste Mittel gegen Trägheit. Basilikum, Majoran, Bohnenkraut, Beifuß, Rosmarin, Thymian, Zwiebel, Knoblauch, Pfeffer, Muskatnuss, Gewürznelke, Kardamom, Sternanis, Anis, Galgant, Safran, Vanille, Zimt, Ingwer – also aromatisch und/oder scharf schmeckende Gewürze – eignen sich für unsere Zwecke besonders gut.
- *Sonstige:* Milchsaure Produkte aller Art, Gärprodukte guter Qualität (Hefegärung), Bienenprodukte aller Art, Pollen.

»Geistfutter« für Schulkinder

Fast alle Kinder haben ein Bedürfnis nach Süßigkeiten und nach den schrecklichen Röstprodukten vom Typ »Fritten und Majo«. Eine Bekämpfung derartiger Wünsche ist sinnlos; sinnvoll ist es, über diese instinktive Reaktion nachzudenken.

Das Bedürfnis nach Süßigkeiten entspricht offensichtlich dem Wunsch nach Stärkung des Erdelements. Es könnte vielleicht auf Trockenobst und süßen »Brei« – zum Beispiel Haferflocken, gesüßt mit Anis, Zimt, Vanille und Kardamom (Geistgewürze) – umgestellt werden. Eigelb und Butter zusetzen. Lecithin (im Eigelb enthalten) hat eine günstige Wirkung auf den Geist. Der indische »Yogi-Tee« (süßer Tee mit Milch und verschiedenen Geistgewürzen) eignet sich ebenfalls gut für Schulkinder.

Die Fritten sind Produkt aus Kartoffeln (Erdelement) nach einem Feuerprozess mit Fett (alchemistischer Sulfur = Feuer). Es ist wieder die Kombination Feuer und Erde. Am besten, man macht den Prozess nach und ersetzt lediglich den allerorten angebotenen Billigschund durch ausgewählte Produkte aus hochwertigen Rohstoffen.

Geist und geistige Getränke

Es wird Sie vielleicht überraschen, hier zu lesen, dass sich alkoholische Getränke sehr wohl als »Geistfutter« eignen. Gedacht ist dabei jedoch an qualitativ gute Produkte in der richtig dosierten Menge – nicht an Besäufnisse oder gar alkoholische Exzesse mit billigem Fusel ...! Als »Geistgetränke« eignen sich folgende Alkoholika:

- *Branntwein* in entsprechender Qualität. Er sollte ausreichend lange gelagert sein. Beurteilung nach Geschmack, nicht nach Preis. Fördert das Feuerelement (= Intuition).
- *Sekt und Bier* fördern das Luftelement (= Inspiration). Nur wirklich gute Qualitäten sind von Interesse, bei Schaumwein sind dies zum Beispiel Champagner oder spanischer Sekt aus Penedes. Wirklich gute Biere liefern Kleinbrauereien, etwa aus Ostbayern und Franken; es sind meist ungespundete, trübe oder obergärige Biere.
- *Leichte Weißweine* fördern ebenfalls das Luftelement. Ein moderner italienischer Typ ist der »Galestro«.
- *Rotwein:* Die Franzosen halten manche (hellen) Rotweine und Rosés für Intellektuellengetränke. Typisch sind der Tavel oder der Chinon (fördert das Luft- und Erdelement [= Inspiration und Intellekt]).
- *Aufgespritete Weine vom Sherrytyp* sind Weine mit mindestens 12 Volumenprozent Alkohol, die durch Zusatz von Alkohol bzw. konzentriertem Traubenmost einen Gesamtalkoholgehalt von 17,5 bis 22 Volumenprozent aufweisen. Sherry guter Qualität und Portwein fördern das Feuer- und Erdelement (= Intuition und Intellekt). Zur Harmonisierung dieser beiden Elemente ist eine genügend lange Reifung notwendig; gute Qualitäten erkennt man am Geschmack. Likörweine waren das Lieblingsgetränk vieler wichtiger und durch geistige Brillanz hervortretender historischer Persönlichkeiten.

Der passende Ort zur geistigen Tätigkeit

Der Arbeitsraum

Der Arbeitsplatz spielt bei geistiger Arbeit eine sehr große Rolle. Er soll weder vom Typ Appartement im Luxushotel sein noch einer *Gefängniszelle* ähneln ... Größe und Proportionen müssen stimmen. Der Versuch, im Großraumbüro qualifizierte Geistesarbeit zu leisten, ist ein Martyrium; dies scheint in vielen Firmen aber noch nicht hinreichend bekannt zu sein. Stimmen die Proportionen nicht, ist dies beispielsweise an der schlechten Akustik zu erkennen.

Gute Orientierungshilfen zur Auswahl, Proportionierung und Gestaltung von Arbeits- wie auch Wohnräumen bietet das Feng Shui, die chinesische Kunst der Raumgestaltung. Es wird eine Fülle an guter Literatur zu diesem Thema angeboten.

Der Raum soll nicht muffig oder schmuddelig wirken. Dies wäre eine radiästhetische Störstelle; das heißt, die natürliche (Erd-)Strahlung ist ungünstig. Ist das Arbeiten in einem Raum auffällig unergiebig oder macht man zum Beispiel beim Schreiben viele Fehler, so kann vom Standpunkt der Radiästhesie Folgendes vorliegen: Der Raum liegt in einer vagotonen Zone (Platz für Ruhe und Erholung); dort schläft man wunderbar, kann aber nicht arbeiten. Letzteres kann man nur in einer so genannten sympathikotonen Zone. Die Zonen kann ein erfahrener Rutengänger begutachten. Dieser stellt auch fest, ob im Raum eine Störstelle ist oder gar der ganze Raum in einer solchen liegt. Geistiges Arbeiten in solchen Bereichen ist praktisch unmöglich, ein Daueraufenthalt sogar gesundheitsschädlich.

Für geistiges Schaffen ist eine schrille Umgebung völlig ungeeignet. Eine kühles »Designer-Ambiente« aus Stahl und/oder Plastikmöbeln sollte man lieber seinen Feinden überlassen. Das Gleiche gilt für eine Einrichtung aus Spanplatten. Falls möglich, sollte ein Büro mit Massivholzmöbeln eingerichtet sein. Der traditionelle Schreibtisch aus Ulmenholz ist nur mehr schwer zu beschaffen. Sonstige Möbelhölzer für das Büro sind: Kiefer, Fichte, Weißbuche. Edelhölzer überlassen wir der Chefetage …

Eine Belastung durch elektromagnetische Wechselfelder ist Gift für geistiges Arbeiten. Quellen solcher Felder sind Leitungen für Elektrofahrzeuge, Maschinen im Nebenraum, der nahe gelegene Fernsehsender und auch der Computer. Der Betroffene wundert sich über komische, negative Ideen und dass die Arbeit so gar nicht vorwärts geht, Kopfweh, Hautsymptome usw. Der Computer ist seinerseits für Störfelder sehr empfindlich und bringt dann seinen Benutzer mit bizarren Störungen und Abstürzen zur Verzweiflung. Die Konstruktion einer Abschirmung ist Sache von Spezialisten.

Die Lichtquelle im Arbeitsraum: Bitte verwenden Sie kein Röhrenlicht; Röhren zeigen immer Flimmern und leuchten den Raum diffus aus. Die Frequenzverteilung weicht stark vom natürlichen Licht der Sonne ab. Die gute Lichtquelle ist punktförmig und hat ein kontinuierliches Spektrum mit Frequenzmaximum im gelben Bereich – diese Lichtquelle ist die gewöhnliche Glühbirne.

Geistiges Arbeiten und Landschaften

Es gibt Arbeits- und Erholungslandschaften. Letztere brauchen wir von Zeit zu Zeit, aber »leben, wo andere Urlaub machen«, ist in der Regel wohl mehr etwas für gut situierte Rentner.

Industriezentren sind Landschaften des körperlichen Schuftens; wir brauchen aber Plätze, an denen geistiges Arbeiten leichter fällt.

Historische Plätze dieser Art sind Einsiedeleien, Wallfahrtsorte und besonders die Benediktinerklöster. Es sind dies alles Kraftorte, gewöhnlich mit besonders harmonischer Ausstrahlung. Künstler, Schriftsteller, Denker, auch Informatiker haben oft ein ausgezeichnetes Witterungsvermögen für solche Plätze und siedeln sich dort an.

Sehr viele geistige Tätigkeiten kann man nicht in der Einsiedelei in reizvoller Lage ausüben, sondern nur in einer aktiven Großstadt mit passender Infrastruktur. In der interessanten Stadt gibt es eine boomende Großindustrie, gleichzeitig aber auch viele Schriftsteller, Verlage, gute Bibliotheken und zahlreiche (Computer-)Freaks. Gute Beispiele passender städtischer Standorte für den »Geistesarbeiter« sind Paris und München. Er muss sich in einer solchen Stadt halt ein geeignetes Viertel und eine ruhig gelegene Wohnung suchen, wobei er meist schmerzlich zur Kasse gebeten wird.

Zur Erholung brauchen wir von Zeit zu Zeit den Aufenthalt in einer ruhigen Landschaft, in der das Gleichgewicht zwischen belebter und unbelebter Natur noch weitgehend erhalten ist. Diese Landschaft sollte keine Klimaextreme aufweisen und ästhetisch ansprechend sein.

Häufig sind solche Landschaften energieüberschüssig. Dort gibt es zahlreiche »Orte der Kraft«, welche gern zu religiösen Zwecken genutzt werden. Hat sich in einer solchen Landschaft starker Fremdenverkehr entwickelt, weist sie keinen Erholungswert mehr auf. Zur Erholung brauchen wir keine Diskos, Golfplätze oder Spielbanken, sondern einsame Wege, beispielsweise durch Buchen-, Tannen- oder Lärchenwälder.

Anhang

Zu den Rezeptbestandteilen

Alle verwendeten Stoffe wie Pflanzen, Mineralien, Metalle und homöopathische Zubereitungen werden auch als Arzneistoffe zur Krankheitsbehandlung verwendet.

Es sind aber keine die Durchblutung des Gehirns verbessernden Mittel, also auch keine Arzneien für organische Leiden des Gehirns. Diese Mittel verändern die Gehirnsubstanz nicht, sondern fördern die Funktion der Nerven. Die Zusammenarbeit der einzelnen Gehirnzellen und der Gehirnteile wird anscheinend wesentlich verbessert. Ist dies eingetreten, bleibt der Fortschritt wie gesagt in der Regel auch erhalten.

Das Anliegen des Buches ist aber nicht die Behandlung von Krankheiten, sondern die Anregung geistiger und persönlicher Fähigkeiten. Als Arzneimittel werden die angegebenen Stoffe zu ganz anderen Zwecken verwendet als im vorliegenden Text beschrieben. Wie schon ganz am Anfang dieses Buches gesagt wurde, gelten alle hier genannten Stoffe als harmlos und sind deshalb rezeptfrei in der Apotheke oder im Kräuterladen erhältlich, manche bekommt man sogar als Gewürz auf dem Markt.

Vor- und Nachteile des Kräuterladens

- *Vorteile:* relativ niedriger Preis, Ware deshalb wegen gutem Umsatz meist frisch.
- *Nachteile:* meist relativ kleines Sortiment, nicht so sorgfältig analytisch kontrolliert wie Apothekenware. Nach deutschem Recht darf der Kräuterladen die einzelnen Mittel des Rezepts nicht mischen, doch ist dies für den Laien nicht schwierig.

Vor- und Nachteile der Apotheke

- *Vorteile:* sehr große Zahl lieferbarer Heilpflanzen. Viele Pflanzen sind auch als Tinkturen erhältlich. Ein erheblicher Teil der Pflanzen entsprechen den Qualitätsanforderungen des Deutschen oder Europäischen Arzneibuchs oder sind vom Zentrallabor der deutschen Apotheker auf ihre Qualität geprüft.
- *Nachteile:* hoher Preis. Die Ware ist teilweise zu lange gelagert.

Seltene Heilpflanzen sind im Großhandel teilweise nur in größeren Mengen (ab 1 kg) erhältlich. Bestellen Sie einige Gramm einer ausgefallenen Heilpflanze, so darf der Apotheker den Preis der Minimalmenge berechnen, die er auftreiben konnte.

Wegen außerordentlicher Wirksamkeit wurden im Text einige Heilpflanzen erwähnt, die ein Kräuterladen mit kleinem Sortiment in der Regel nicht führt. Dies sind Patschulikraut (derzeit auch knapp auf dem Weltmarkt), Tigerkraut (Centella asiatica) und Damiana. Diese Mittel beschafft Ihnen die Apotheke. Eines der wichtigsten Mittel des Ayurveda zur Anregung des

Geistes, Tulsi (Ocimum sanctum, eine Basilikumart), ist derzeit in Deutschland noch sehr schwer zu bekommen. Diese Pflanze ist deshalb in den Rezepten nicht verwendet.

Es ist nicht möglich, ausschließlich aus leicht erhältlichen Materialien (Kräuterladen, in der Apotheke bevorratete Arzneien, viel verschriebene Fertigarzneimittel) wirksame Rezepte zusammenzustellen. Ein qualifizierter Apotheker weiß aber über alle Liefermöglichkeiten Bescheid und ist in der Regel bereit und fähig, ein Arzneimittel sachgemäß zuzubereiten, beispielsweise aus Kräutern Tinkturen herzustellen. Vom guten Apotheker können auch Therapeuten hochinteressante Hinweise zu Arzneimitteln bekommen.

Nach deutschem Recht dürfen nur Apotheken Arzneimittel abgeben, Ausnahmen sind die Heilpflanzen, die der Kräuterladen liefern darf. Hersteller von Arzneimitteln dürfen ihre Produkte nur an Weiterverarbeiter oder Apotheken abgeben.

Homöopathische Einzelmittel oder Mischungen kaufen bzw. bestellen Sie in der Apotheke. Einzelmittel liefert der Großhandel kurzfristig.

Es existieren nur sehr wenige gemischte Fertigarzneimittel für die im Buch erwähnten Probleme, weswegen fast alle Rezepte eigens zubereitet werden. Hierzu gibt es drei Möglichkeiten:

1. Sie kaufen die homöopathischen Einzelmittel in der Apotheke und mischen sie selbst.
2. Sie geben die Liste der Mittel des Rezepts Ihrem Apotheker, dieser beschafft die einzelnen Zutaten und verkauft Ihnen die Mischung. Die kleinsten Mengen homöopathischer Ein-

zelmittel, die derzeit in Deutschland im Handel sind, liegen bei 20 g oder 20 ml. Machen Sie eine Mischung zu zehn Bestandteilen, so haben Sie eine viel zu große Menge Arznei zu einem relativ hohen Preis.

3. Einige Hersteller homöopathischer Produkte liefern individuelle Mischungen auf Rezept, auch in kleineren Mengen, an die Apotheke. Beispielsweise die Firma Weleda, die allerdings nur ein beschränktes Sortiment Einzelmittel hat, und die Firma Staufen-Pharma. Das rationellste Vorgehen ist es, vom Apotheker eine der vorliegenden Mischrezepturen zum Hersteller faxen zu lassen. Ich habe gewöhnlich Rezepte aus zehn Mitteln mit je 10 ml der Einzelbestandteile anfertigen lassen. Rezepte aus weniger Mitteln oder aus kleineren Einzelmengen sind nur wenig preisgünstiger als das Rezept aus zehnmal 10 ml.

Bevor Sie die Bestellung aufgeben, sollten Sie sich auf jeden Fall nach dem Preis dafür erkundigen. Einige Tage nach Absenden des Fax-Rezeptes können Sie die Arzneimischung in der Apotheke abholen. (Sollen homöopathische Mischrezepte alkoholfrei sein, kann man einfach die Arzneien vom Hersteller auf Globuli übertragen lassen; dabei muss dieser beachten, dass die Verdünnungsstufen sich ändern.)

Die Rezeptübersicht